真健康
HEALTH

救命睡眠

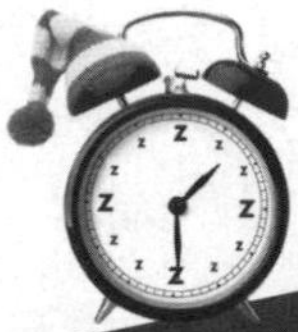

健康出問題，
都是「睡不好」惹的禍?!

睡眠醫學權威教你
如何睡出健康的祕訣！

李信達博士 著

睡眠力就是生命力

中山醫學大學附設醫院睡眠中心主任／丁化 醫師

近三分之一人類的生命在昏睡中度過，如此虛擲歲月青春於「痲木不仁」所為何來？「上帝不會做無謂的事」，百年來它吸引無數科學家竭盡心力尋找睡眠那黑暗中的答案——回復身體各組織的能量，減緩不必要的能量消耗，因應周遭環境變遷，重整以往相似的經驗，增強記憶，強化適應能力，緩解情緒——這些功能是如何能辦得到呢？可能要從盤古開天說起。三十億年前，第一個生命誕生之始便汲營於存活的算計，能量攝取必屈就太陽地球的主從關係，日升日落循環攸關營養、生長、運動、感應、生殖各項生命現象的輪替。這項隨明暗循序運作的存活策略，一如細胞分子生物時鐘，印記於ＤＮＡ密碼中而延續子孫萬代。到了人類，日夜週期的調控間接經由雙眼視網膜的節狀細胞傳遞光的訊息至前下視丘的細胞群，再行經腦中網絡，連結內分泌與自律神經，經神經與血流直接間接傳遞中樞訊息，指揮全身各個組織與器官的生理節奏和諧地運行。倘若這生理時鐘運作——即睡醒運動進食，發生長期差池與錯亂，將衍生諸多慢性疾病，如糖尿病、高血壓、肥胖、憂鬱、焦慮等。弔詭地，3C產業高度發展的二十一世紀前段，也正是生活步調大破壞的年代，不難解釋為何慢性疾病直線竄升而難以遏抑。生活作息紊亂易導致日間疲憊、疾病纏身、疲勞與各種慢性疾病，極可能加重「睡眠呼吸中止症」的發生，這普遍好發於中老年人，而孩童亦無法倖免。整夜睡眠與呼吸、生存與死亡的纏鬥，一覺醒來換得只是身體與心靈的疲累，情緒低落、四肢肌肉痠痛，加上記憶力、理解力與學習能力的衰退，要面對繁忙工作的挑戰與家庭事件的衝擊，將是如何的不堪！

儘管科學研究結果支持「睡眠是對長壽最重要的單一影響因子」，影響力大於食物、運動或遺傳；又當今世界充斥對睡眠無情地剝奪與無知地低估睡眠對身心的巨大影響。就提升普羅大眾健康、強化國家競爭力並降低健保長期慢性疾病巨額支付而言，全民深化睡眠醫學教育愈顯其關鍵與迫切。台灣睡眠醫學會成立至今已屆十年，對國內相關睡眠醫學機構認證、醫事人員訓練與考核及睡眠知識的傳遞自是貢獻良多。坊間不缺大眾食療醫美方面的圖書，而藉由自律神經失調及全身性慢性發炎導致腹脹、便祕、腹瀉、三高症、皮膚老化、黑瘢、粉刺、過敏，實則為長期睡眠問題的入門相關圖書仍嫌不足。而李信達教授的《救命睡眠：睡眠醫學權威教你如何睡出健康的祕訣》的出版有若及時雨，由淺入深引領讀者進入睡眠醫學的殿堂，藉由宮室之美百官之富的生理生化機制，傳遞「睡眠力實則展現生命力」的信念。

自一九九八年從美國加州至台灣台中相識共事近二十年，李教授是第一個鼓舞我和胸腔內科吳子卿主任於二〇〇一年設立台灣中南部第一家睡眠生理實驗室的良師益友，隨即積極開展相關研究。基於運動醫學與肥胖醫學的豐富學養，勤學認真的態度，李教授無疑地能在睡眠醫學的研究嶄露頭角，而遊刃有餘。從代謝性疾病與睡眠，運動體適能與失眠症，睡眠呼吸中止症男女對代謝性疾病影響的差別，睡眠呼吸中止與兒童行為及成人蛋白尿的影響，兒童氣喘的運動對睡眠品質的影響，各個主題均能深入探討而鉅細靡遺。同事間深知其邏輯思考之精，英文書寫能力之準，而從本書文筆信手拈來更知其中文敘事之雅達。

從多年實驗室的經驗與廣泛知識的涉獵，李教授這本《救命睡眠：睡眠醫學權威教你如何睡出健康的祕訣》從初始的基本睡眠知識，到常見的睡眠問題，與睡眠問題所牽扯出記憶、人格、行為、疼痛、肥胖、代謝、內分泌與免疫系統失調，甚至更直指各種慢性疾病的肇因，根本上源自睡眠質與量的不良與不足。問題的陳述與解析，展現其專業領域閱讀的深度與廣度，與敘事以簡馭繁、條理分明的魅力。最後一章提及如何成為一員好(ㄏㄠˇ)睡者(good sleeper)，更收畫龍點睛之妙。多年教與學的結晶，毫不吝惜地傾囊相授，教導讀者如何進行環境改造與生活作息調整，從寢室光線溫度，即時規律的運動習慣，提神飲料與3C產品使用的管制——遠離疾病陰霾，享受能量充沛創造力豐富的高品質生活，進而成就夢想。寬廣的思維，諄諄的提醒，李教授又扮演醫療專業的良心與智慧。

就華文相關的睡眠醫學手冊而言，《救命睡眠：睡眠醫學權威教你如何睡出健康的祕訣》這本書涵蓋多面向的最先進的醫學新知，對初進睡眠臨床醫學領域的醫事人員，無疑是最佳的導讀本，亦是一般民眾想一窺睡眠原貌，改變周遭家人睡眠品質的重要參考書。身為李教授研究成員，長年深受其提攜與支持，在感恩惶恐與同感榮耀之餘，自是樂而為序。

拾眠好夢

台灣睡眠醫學學會前理事長／杭良文 醫師

睡眠很重要，這是我從事睡眠醫學診斷治療十餘年來最常聽到的一句話。但是國內真正認真去了解睡眠醫學，運用其中知識，而用於治療，即「教育病人」的醫師並不多見。當李信達教授打電話來告訴我，他在沒擔任大學行政管理工作的這一年中完成了這本書《救命睡眠：睡眠醫學權威教你如何睡出健康的祕訣》時，我一點都不意外！李教授的專業訓練背景是復健與運動科學，因為他清楚地知道想要健康絕對離不開運動和睡眠，所以他對於投入睡眠醫學的研究一直相當堅持，而看完這本書，我更相信一件事——「睡好眠的觀念仍須積極推廣」。李教授把深奧的睡眠研究用簡單扼要的文字呈現給讀者，讓讀者具體了解「睡眠很重要」這句話的意涵。到底睡覺時，我們的身體在做些什麼？如何清楚知道自己睡得好不好？他以深入淺出的文字，清楚地說明常見擾人的睡眠問題如失眠、打哈欠、嗜睡、睡眠呼吸中止症、越來越晚睡的延遲睡眠症候群、地球空中飛人的時差綜合症候群、不夜城裡辛苦輪班工作的睡眠障礙的成因和解決之道。原來憂鬱和焦慮、記憶差、注意力不集中、學習力低落、肥胖以及現代人常有文明病，常常都是「睡不好」造成的；一旦睡個好覺，疼痛、內分泌失調、糖尿病、高血壓、心臟病、腎臟病、中風合併症等問題也獲得改善，讓健康地老化、頤養天年有機會變成事實。

只要好好品味《救命睡眠：睡眠醫學權威教你如何睡出健康的祕訣》這本書，一定可以幫助你重拾好眠好夢！

睡覺前請先詳閱這本說明書

PanSci泛科學主編／陸子鈞

某晚，工作忙到一個段落，想說睡前來讀一下書，於是打開這本《救命睡眠：睡眠醫學權威教你如何睡出健康的祕訣》拜讀，沒想到越讀越是睡不著，反而整個精神都來了！

我是個天生少眠的人，或許是和睡眠長度有關的ABCC9基因在我身上就是短缺還是怎樣，我每天只要睡六小時，隔天依舊精神奕奕，即使到了假日，也能維持平日的起床時間。也因為如此，所以我更容易忽略睡眠健康的重要，總認為只要精神好就行了，但是讀了這本書之後發現「睡足」似乎沒這麼簡單。

「睡眠」占了我們一天時間的四分之一到三分之一，看似無用卻又如此重要，也因為和我們有意識時的經驗截然不同，還伴隨著「夢」的發生，所以也格外神祕。科學家對於神祕的事物最感興趣了（當然，缺眠的科學家可能也會對

「睡眠」本身感興趣），越來越多針對睡眠的研究，讓我們可以更認識睡眠。

不過科學總是存在不同觀點，特別是像「睡眠」這種新興的研究領域，許多研究主題還沒有比較普遍公認的研究結論，像是飲食含有色胺酸的食物，是不是真的有助於入眠？憂鬱和睡眠障礙之間到底誰是因、誰是果？都有待商榷。因此，以睡眠為主題的科普書只能讓我體會到睡眠的神祕難解，並無助於我一覺好眠。

李信達教授的這本《救命睡眠：睡眠醫學權威教你如何睡出健康的祕訣》並不是我預期的「科普書」，反而比較像是實用的「睡眠操作手冊」。書中少了對科學家解謎過程峰迴路轉的描述，多了教授過去接觸過的臨床實例故事，從患有「睡眠呼吸中止症」的老爸、值夜班的麻醉科醫師朋友、上課很難專心的張同學、到經常性頭痛的助理教授，每一位角色都可能是你我或者身旁有睡眠問題的真實人物。這些故事更容易讓我們檢視，是不是自己或者身旁關心的人都有這樣的失眠盲點卻未曾察覺。

《救命睡眠：睡眠醫學權威教你如何睡出健康的祕訣》也提到很多睡眠問題

引發的疾病，比較廣為人知的像是憂鬱症、記憶力退化、肥胖、高血壓、糖尿病，以及沒想過與睡眠有關的問題，例如：莫名的痠痛、長期頭痛、甲狀腺亢進、內分泌失調……等等，而在提出睡眠障礙引發的問題之後，作者也附上了解決辦法（就像使用手冊中的「疑難排解」一樣），像是如何營造健康的睡眠環境、如何飲食能夠不干擾睡眠、作息的調配、抵抗時差……等等實用的建議，像個耐心的醫師提出諄諄叮嚀，讓我不由得愧咎，暗暗檢討自己是否沒有好好照顧身體。

或許書中提到的「完美睡眠」在忙碌的現代社會中很難實現，但也不需要因此而感到無力，只要讀完之後，開始注意到睡眠對我們的健康有多重要，並調整我們的生活，相信就算只有一點改變，也能開始重拾「睡眠力」。

自序——

睡出健康人生

二十年前我從高雄醫學院畢業時，「睡眠醫學」對一般社會大眾來說還是個陌生的名詞。那時的我與一般大學生相同，一天的生活大多從晚上開始，下課後去參加社團活動、去夜店跳舞，白天則是在教室邊上課邊睡覺，到了期中考前，整夜不睡、臨時抱佛腳是家常便飯，總覺得年輕就是本錢，睡覺似乎沒那麼重要，也因此，我無法理解為何我媽媽會常常失眠，有些人還會因為白天常打瞌睡或失眠問題去看醫生。後來到美國紐約州立大學水牛城分校念碩、博士時，第一次接觸到睡眠醫學，這才驚覺到原來我一直在傷害自己的身體而不自知，也沒想到媽媽的長期失眠是需要積極就醫的。

就這樣，為了揭開睡眠醫學的神祕面紗，我展開了長達二十年的睡眠研究。

在取得博士學位後，我放棄了美國約翰霍普金斯大學的工作機會，回到台灣，任教於中山醫學大學。當年睡眠醫學的發展在國內才剛起步，台灣睡眠醫學會還沒有成立，台中也沒有睡眠檢查室，甚至很少醫學院會開設睡眠醫學的課程。

談到中山醫學大學的睡眠醫學發展，就不得不提到復健科丁化醫師。丁醫師的兒子年幼時常在夜裡哭鬧不休，令他相當苦惱，遍訪了許多小兒科名醫卻找不出原因。後來他觀察到，兒子在側躺或趴姿時，睡得比較安穩，因此才意識到可能是睡眠出了毛病。他翻遍了所有睡眠原文書後才發現孩子可能患有「睡眠呼吸中止症」，在戴上連續式正壓呼吸輔助器、進行治療之後，原本令人困擾的夜啼問題也就迎刃而解了！

此後，丁化醫師開始致力於推廣睡眠醫學，我剛到中山醫學大學擔任助理教授時，他經常不厭其煩地向大家說明睡眠的重要性，像是睡眠障礙或是失眠對身體會造成哪些嚴重的傷害。在他長期的努力奔走之下，中山醫學大學同意提供場地，丁醫師和胸腔科吳子卿醫師也自掏腰包，投資超過百萬新台幣，從國外引進了昂貴的睡眠檢查設備，成立中山醫學大學附設醫院睡眠中心，而我則有幸成為睡眠中心的研究員。轉眼間十年過去了，台灣的睡眠醫學研究已逐漸成長茁壯、開花結果了。二〇〇六年，我轉赴中國醫藥大學擔任物理治療學系的系主任兼復健科學研究所所長，與中國醫藥大學睡眠中心主任暨前台灣睡眠醫學會理事長的杭良文醫師和精神部主任藍先元醫師，一同從事精神疾病相關的睡眠研究，繼續尋求改善失眠的新方法。

人的一生中有三分之一的時間是躺在床上睡覺，睡眠可說是人生大事。不少成功者都提倡睡眠健康是邁向成功人生的一大要素，例如名列《時代》雜誌百大人物的希臘移民媒體大亨亞莉安娜，她向畢業生發表的演講中就強調，「重新定義成功」必須將良好的睡眠與健康納入，並且提倡「睡出成功」的觀念，想要擁有成功的人生，應從好的睡眠開始。她將這個理念落實在企業裡，並提供兩個隱密且安靜的小睡休息區，讓員工可以補充睡眠，提高整體的工作效率。

哈佛大學也提出，除了運動和均衡的飲食，健康的第三大支柱就是睡眠，但是很多人都未意識到睡眠的重要性，因此發起了拯救睡眠的運動。

睡眠是一段在夜裡失去知覺的過程，殊不知，在這段未知的睡眠旅程中，藏有許多潛在的健康問題。一般社會大眾普遍缺乏睡眠的知識，對於自己可能遭受到「夜間隱形殺手」的危害，多半不容易察覺。例如：小朋友上課打瞌睡、注意力不集中、容易出現起床氣、脾氣暴躁易怒；上班族覺得疲憊、常打呵欠、肩頸痠痛、精神不濟；或是現代人常見的文明病，例如：高血壓、糖尿病、肥胖、憂鬱症、記憶力減退、老年痴呆症等等，部分的誘導因素都是睡眠出問題所引起的，若睡眠的問題沒有獲得妥善的解決，很可能會引發出全身的疾病。

整體而言，一個人想要維持身體健康，有四大不可或缺的關鍵密碼：「睡眠力」、「運動力」、「均衡力」與「正向力」。由於我長期研究睡眠醫學，深刻了解睡眠問題會對人體產生諸多不可逆的傷害，實在不容小覷，希望藉由這本書喚起大家對於睡眠的重視，進而提升「睡眠力」。

近年來睡眠醫學已不再神祕，但「睡眠力」的觀念仍需推廣。睡眠，看似簡單，但卻令長年失眠的人們痛苦萬分，也讓家有夜啼小孩的父母手足無措。當你白天開始覺得身體很累、頻頻打呵欠，八成是睡眠在不自覺的情況下亮起了紅燈，你必須正視這個警訊，相信改善睡眠問題，就能改變你的健康，並且開啟成功人生的第一步。

目次 CONTENTS

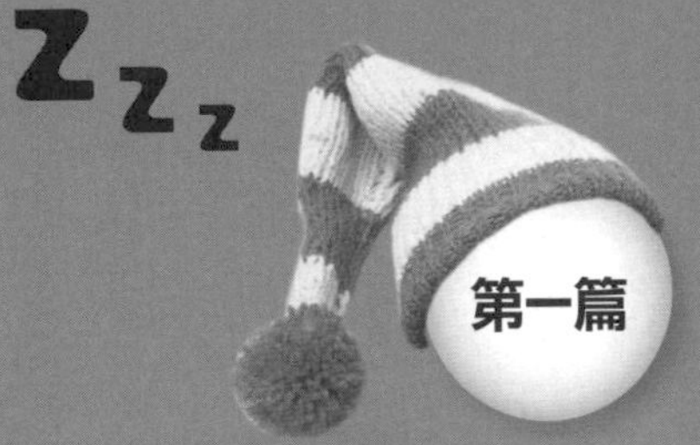

第一篇

睡覺時，你的身體在做什麼？

第一章　神祕的睡眠週期

睡眠是人類在夜裡失去知覺的一段神祕過程，也是所有動物生命中極重要的一部分。如果沒有睡眠，我們無法正常地活著；如果沒有良好的睡眠品質，我們體內的系統運作功能會不自覺地遭受這名隱形殺手的摧殘，衍生出各種病痛，加速老化、死亡的發生。

這十年來，睡眠醫學迅速發展，許多專家皆已證實，睡眠是人體控制中樞最重要的充電與修復機制，同時他們也發現，許多慢性疾病竟然和睡眠息息相關。睡眠是人人都有的日常活動，但是現代人想要擁有良好的睡眠，實屬不易。

同樣是睡覺，「眼動不動」、「深淺」大不同

在進行睡眠活動時，我們並非完全失去意識，只是肢體活動明顯減少、對周遭環境的知覺和反應轉為遲鈍。而進入睡眠狀態時，眼球轉動與否、睡得深或淺，都有不同的意義，透過腦波和身體反應，就可幫助我們解讀睡眠時的狀態。

睡眠其實是一個週期性的循環過程，與腦部活動相關。當人們進入睡眠狀態後，根據眼球在眼皮內的轉動速度，主要可區分為「快速動眼睡眠期」（REM）和「非快速動眼睡眠期」（NREM），而「非快速動眼睡眠期」又可以根據睡眠深淺分為四個階段：

1. 快速動眼睡眠期（REM）
2. 非快速動眼睡眠期（NREM）

- **第一期**：極淺層睡眠
- **第二期**：淺層睡眠
- **第三期**：深層睡眠
- **第四期**：極深層睡眠

正常的睡眠週期由「非快速動眼睡眠期」的第一期依序進入到第二、三、四期，然後接著到「快速動眼睡眠期」（作夢睡眠期），這稱之為第一次週期，然後再由「快速動眼睡眠期」直接進入「非快速動眼睡眠期」的第二期，週期循環，每一次循環大約耗時九十到一百二十分鐘。

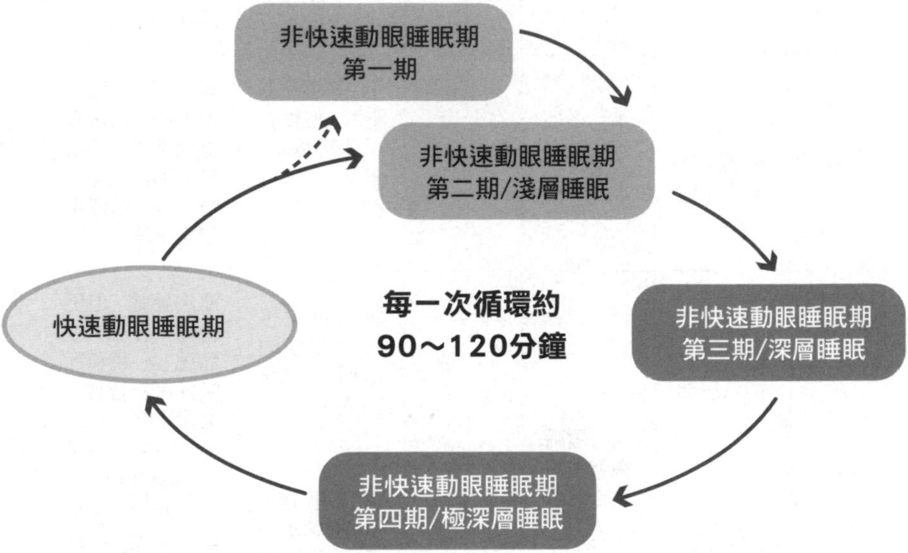
非快速動眼睡眠期
第一期
非快速動眼睡眠期
第二期/淺層睡眠
非快速動眼睡眠期
第三期/深層睡眠
非快速動眼睡眠期
第四期/極深層睡眠
快速動眼睡眠期
每一次循環約
90～120分鐘

新睡眠週期	睡眠週期	深淺	占全睡眠時間	狀態	身體反應
N1	非快速動眼睡眠期第一期	淺層睡眠	5%	剛進入極淺層睡眠期，此時眼球有著緩慢的運動，類似打盹。	肌肉開始放鬆，坐立時頭往往撐不住，頻頻點頭。眼球不停地轉動，心跳和呼吸速率規律但變慢。
N2	非快速動眼睡眠期第二期	淺層睡眠	45%	進入無意識階段，但很容易清醒過來。眼球不再運動，此時也極少作夢。	對外界刺激已無反應，也沒有記憶活動。心跳和呼吸速度慢慢下降，體溫也隨之下降。
N3	非快速動眼睡眠期第三期	深層睡眠慢波睡眠（黃金睡眠）	12%	腦波緩慢，中至深度的睡眠，很難叫醒。	肌肉鬆弛，但仍維持一點張力。體溫、心跳和呼吸速度都變慢，血壓下降。
	非快速動眼睡眠期第四期		13 %	腦波極慢，深層睡眠階段，很難叫醒，極少移動身體。	肌肉耗氧量降低，更完全鬆弛。心跳和呼吸速度比清醒時降低百分之二十到三十。
REM	快速動眼睡眠期	作夢睡眠	25%	腦波很快，容易清醒過來，發生的時間大多在後半夜，常作夢。	一分鐘內五十到六十次的快速眼球轉動，肌肉完全鬆弛。心跳、血壓和呼吸速度像清醒時，呈現不規律。

深層睡眠不足，加速腦部老化

當我們躺在床上漸漸地進入夢鄉，代表著「淺層睡眠」（「非快速動眼睡眠期」的第一、二期）就此展開，全身的肌肉也會逐漸放鬆，心跳、呼吸跟著變慢，然後隨著血壓、體溫逐漸下降，我們的睡眠便緩緩進入所謂的「深層睡眠」，又名「慢波睡眠」，即「非快速動眼睡眠期」的第三、四期。

在所有週期循環裡，就屬這個階段的睡眠特別重要，每晚的深層睡眠只需達到兩個小時，甚至短短九十分鐘，即可獲得充分的休息，修復腦部與身體的機能，恢復體力，也因此「深層睡眠」又常被稱作「黃金睡眠期」。

現代人壓力大、睡眠淺，往往不知道自己的深層睡眠是否足夠，而隨著年紀的增加，睡眠時間逐年縮短，深層睡眠也隨之減少，但當深層睡眠大幅減短時，我們的腦部和全身系統便會急速老化，同時也會導致許多疾病的發生。

黃金睡眠期越老越不足

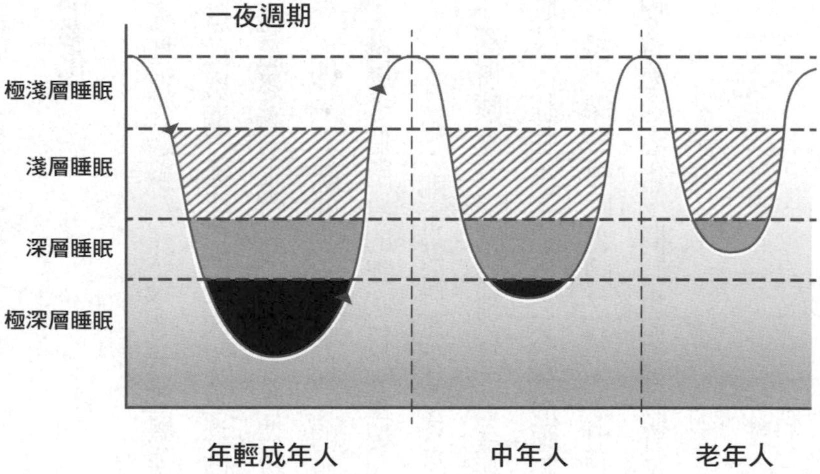

作夢睡眠期，有助於大腦發育

很多人以為睡著時，腦部神經也跟著休息，事實卻不然；我們的腦神經在睡眠時仍然相當活躍，只是活動方式與白天清醒時大不相同。

腦內的神經活動在睡眠過程中會有週期性的變化，最明顯也最容易觀察到的現象就是當我們睡著後，眼皮下的眼球每分鐘大約會有五十到六十次的快速轉動，這樣的動眼現象非常特別且易於分辨，在睡眠醫學的領域裡，被歸類為「快速動眼時期」（Rapid Eye Movement，簡稱ＲＥＭ），或「快速動眼睡眠期」。成人入睡後大約一個小時便會進入「快速動眼睡眠期」，每一次的快速動眼睡眠期持續約十到二十分鐘，一個晚上大概會發生四到五次，而發生的時間多在下半夜。

「快速動眼睡眠期」對於發育中的大腦特別重要，它可以促進嬰兒的神經系統得以發育成熟。有研究發現，一個人如果在幼兒時被剝奪了「快速動眼睡眠期」，日後會產生行為偏差、失眠，以及大腦縮小等後遺症，並會造成部分的神經細胞死亡。由於孩童所需的睡眠時間比成人多，所以家中有嬰幼兒的父母，除了關心孩子的成長曲線、營養攝取外，也要多注意睡眠時間與品質，讓腦神經得以透過良好而充足的睡眠正常發展。

多夢是睡眠品質惡化的警訊

談到睡眠，就不得不提到「作夢」這件事。研究睡眠醫學二十年來，常常有親友、學生詢問我一些有關夢的問題，例如「昨晚夢到家裡失火，是否會有不好的事情發生？」、「夢到自己牙齒掉光，是否表示近日內會有至親過世？」到底人類為什麼會作夢？夢境裡的內容有什麼涵義？這是大家感到好奇的。

心理學大師佛洛伊德曾說：「夢是通往潛意識的捷徑。」它可以誠實反映出我們心中的潛意識；也有學者提出作夢的主要功用之一，是幫助我們清除腦中的垃圾和處理壓力，而噩夢則是我們透過大腦這個虛擬環境，預演如何處置危險情況。由於我們常常被噩夢嚇醒，相較之下，對於噩夢的記憶會比美夢要來得深、也比較不容易忘記。

雖然無論古今中外，各家學派對「夢」的解釋不盡相同，但從科學實證的觀點來看，「夢」是一種神經作用，「作夢」就是大腦重整我們的記憶的過程，透過「夢」把不愉快的事情慢慢地排除，鞏固愉快美好的記憶。另外，夢境也是腦神經訊號在重組過程中產生的現象。

大部分的夢境內容都是荒誕不經，沒有多大意義的，更無需擔心夢境中的事件會在現實世界中發生，而且即使出現，也只是純屬巧合。夢就是夢，千萬別和現實混淆不清。

當我們開始作夢時，就表示睡眠週期已經進入到「快速動眼睡眠期」。以每晚經歷四到五個區間的「快速動眼睡眠期」來說，我們睡覺時其實作了許多夢，但只要直接進入下一個睡眠週期，並且經過「深層睡眠期」，大部分的夢境都會被自動遺忘，隔天早上醒來完全不復記憶，還以為自己前一晚沒有作夢。相反地，如果我們在「快速動眼睡眠期」直接被叫醒或吵醒，才有可能記得當時的夢境，所以多夢也間接顯示睡眠品質不佳的現象。

人們常說「日有所思、夜有所夢」，其實當我們睡得不夠熟，以及睡眠被外界或夢的本身所干擾時，才會記得自己曾作過夢；如果覺得自己常常作夢，或是對夢境記得一清二楚，那就要特別小心了，因為這就是睡眠品質惡化的警訊。

嬰兒比成年人愛作夢

在正常成人的睡眠週期中，「非快速動眼睡眠期」（NREM），占睡眠時間的百分之七十五；「快速動眼睡眠期」（REM）則占了百分之二十五。在一整晚的睡眠裡，通常會經歷四到六次的睡眠週期，也會經歷四到五個夢境。

在睡眠週期裡，每一個時期占總睡眠時間的比例，會隨著年齡而改變：新生兒的「快速動眼睡眠」占的時間最多，約是睡眠時間的一半。一般大學生，第一期「極淺層睡眠期」和第二期「淺層睡眠期」約占睡眠時間的百分之五十，深層睡眠（「非快速動眼睡眠期」第三期和第四期）約占百分之二十五，「快速動眼睡眠」則約占百分之二十五。至於老年人，「快速動眼睡眠」的時間占百分之十八左右。簡言之，嬰兒每天的睡眠時間多達十二至十八個小時，其中六至九小時皆屬於深層睡眠；而老年人則隨著年紀的增長，深層睡眠逐年減少。由此可以推論，嬰兒睡覺時有一半的時間都在作夢，而他們的夢遠比成年人要多很多！

隨年齡快速動眼睡眠期和黃金睡眠期會減少

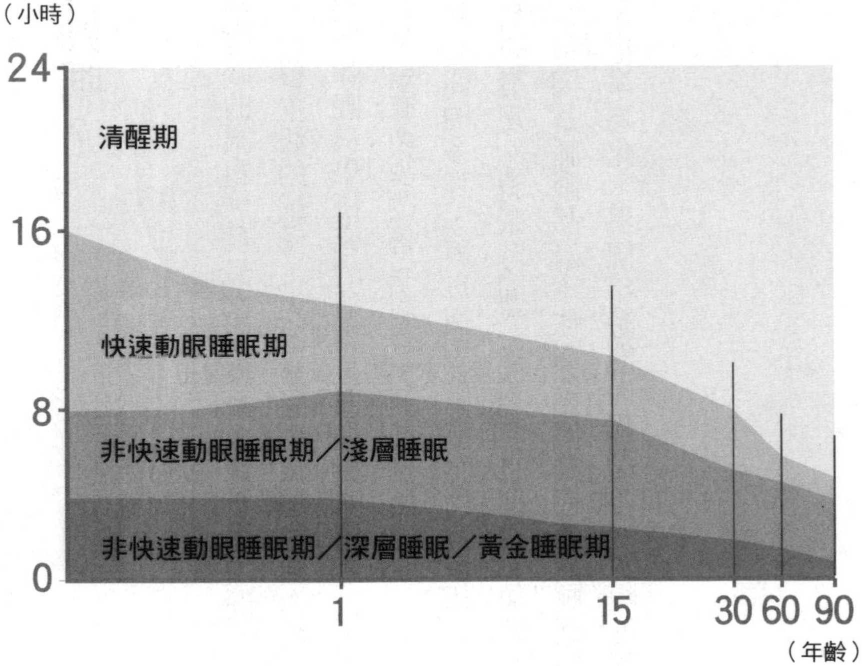

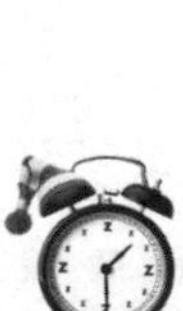

第二章　你睡得好嗎？

每次在演講時談到睡眠的議題，我最常問大家一個簡單的問題：你覺得自己睡得好嗎？睡得好似乎是很主觀的感受，大部分的人都無法知道自己的睡眠品質到底是好是壞，但是根據睡眠科學研究的結果，有一些通則可以幫助你了解自己睡得好不好，睡眠品質又還有多少改善空間。

睡眠的好壞與睡眠時間的多寡，與每個人生理時鐘的運作以及是否有睡眠障礙等息息相關。有研究發現，睡眠時間過多或過少都可能加速大腦的老化程度：睡眠時間太多往往是因為睡眠品質不佳而造成的，至於睡眠時間太少，則會導致深層睡眠不足、提早老化，與同年齡的人相比，老化程度甚至會提前將近兩到十年。

每天睡滿七點五小時的人壽命最長

隨著年齡不同，平均所需的睡眠時間也不盡相同。根據「美國國家睡眠基金會」公布的數據顯示，學齡前兒童每天至少要睡十一到十三個小時，而隨著年紀的增長，所需睡眠時數也會漸漸減少。

兒童或青少年每天必需的睡眠時數

學齡前兒童（三至五歲）：十一到十三個小時

學齡兒童（五至十歲）：十到十一個小時

青少年（十至十七歲）：八點五到十個小時

◎資料來源參考美國國家睡眠基金會

「美國國家睡眠基金會」在二〇〇〇年公布一份關於睡眠時間的研究報告，其中提到現代人的生活環境越來越好，但平均睡眠時間卻越來越短。在一九一〇年代，一般成人的平均睡眠時間為九小時，但到了西元二〇〇〇年，平均睡眠時間卻只有六點九小時。因為醫療逐年進步，雖然睡眠時間縮短並不代表壽命也會跟著減少，但足夠的睡眠時間卻仍是長壽的關鍵之一。

近年來的研究顯示，每天睡六點五小時到七點五小時的人壽命最長，但如果睡眠時間大於九小時或小於六小時，則壽命較短。擁有優質睡眠的人可能睡六點五小時就足夠了，一般成人建議睡足七小時。

由於每個人的睡眠品質和睡眠週期不盡相同，因此所需的睡眠時間也因人而異。基本上，只要讓自己處於最低體溫的狀態下（此時身體會分泌最大量的褪黑激素），並擁有高品質的睡眠至少六點五個小時，應該就足夠了！以一個身體健康的成年人為例，如果他的睡眠品質良好，且睡足七點五個小時，白天應該都是神采奕奕的，不會打呵欠或覺得疲累；倘若你已睡足了七、八個小時，但是白天常常精神不濟、猛打瞌睡，可能就得做進一步的睡眠檢查，看看自己的睡眠狀況是否出了問題。

睡眠效率不能低於百分之八十五

大家都知道為了健康著想，睡眠時間必須要足夠，但令許多睡眠方面有問題的人困擾的，往往不是睡眠時間不足，而是入睡困難，也就是躺在床上幾十分鐘，甚至數小時後才有辦法入睡，這種入睡困難或夜間醒來一些時間後再入睡的情形，俗稱「失眠」，在睡眠醫學裡可以量化並稱之為「睡眠效率不足」。

睡眠效率是用來評估睡眠狀況的參數之一。

「睡眠效率」指的是「實際睡著時間」除以「總躺床時間」所得到的百分比。一般來說，正常人的睡眠效率不應該低於百分之八十五。

倘若一個人躺在床上的時數總共九小時，但因為入睡困難，實際睡著的時間只有六小時，那麼他的睡眠效率就是(6/9)X100%=66.6%，屬於偏低，這時就算他的睡眠時數充足，但因睡眠效率欠佳，仍然無法睡得好。

不少人一躺在床上就睡著，並且一覺到天亮，睡眠效率非常高，因此常誤以

為自己的睡眠品質很好。我老爸就是最典型的例子，他每天生活作息非常正常，晚上十一點準時就寢，早上七點起床，一覺自然醒，睡眠效率極高，從來不曾擔心失眠問題。但是到了中年，他傍晚過後就開始打呵欠，退休後更是提早到午後就開始打呵欠。

幾年前，老爸在我的建議之下，勉為其難地接受了睡眠檢查，結果被診斷出患有嚴重的「睡眠呼吸中止症」。由於六、七十年來，潛在不佳的睡眠品質和嚴重的「睡眠呼吸中止症」，讓他不僅誘發高血壓、引起糖尿病，也加速腦神經的退化。原來他在夜晚時看似平靜甜美的睡眠，其實暗濤洶湧，而且必須夜夜與睡眠這個隱形殺手纏鬥而不自知。

晚上十一點前入睡最好

人之所以能夠入睡，是因為沒有光線刺激與大腦分泌褪黑激素所導致的。褪黑激素在白天有光照的情況下濃度極低，但到了夜晚便顯著升高，凌晨兩到三點更是達到最高峰！隨著褪黑激素分泌量的逐漸減低，睡眠開始變淺，到了早晨就會自然醒來，所以夜晚是最好的睡覺時間，到了天亮受到光線刺激後，很容易自然而然地起床，起床時光線明亮也比較不會賴床。

常有人問我：晚上幾點睡比較好呢？其實最佳睡眠時間因人而異，正常成年人在入睡六十分鐘後才會進入第一次深層睡眠，加上凌晨十二點到四點這段期間比較容易獲得深層睡眠，所以應該盡可能在晚上十一點前就上床睡覺，如此一來，才能擁有較高的睡眠品質。至於那些必須早起的人，入睡時間就必須從應該起床的時間往前推約七到八小時。例如你準備要趕搭早班飛機出國，凌晨五點就得起床，那麼為了維持良好的睡眠品質，前一天晚上約九點到十點就必須要上床睡覺才行。

午睡十五到二十分鐘剛剛好

如果前一晚睡眠足夠，那麼一個人從早上醒來到晚上入睡之前，應該都是精神奕奕的，並不需要午睡。但現代人普遍夜間睡眠不足，經過一個早上的活動之後，生理的週期會驅策我們稍作休息，這時適當的午睡可以幫助我們恢復體力，迎接下半天的工作。

曾經有專家提出，下午一點到三點，體內的褪黑激素會略微上升，這是午睡的最佳時間，因此可以選在這個時段小睡片刻，不過時間不宜過長，約十五到二十分鐘即可。如果午睡時間太長，醒來後會全身無力並且感到輕微頭痛，而睡太久也會很容易進入深睡期，不但很難喚醒，甚至還會影響晚上原來規律的睡眠週期。所以下午休息時，建議戴上眼罩、擋住光線，小睡十五到二十分鐘，千萬不要因為覺得累，就睡上一、兩個小時。

午睡超過一小時，死亡率增加百分之三十二

英國《每日郵報》曾刊登一篇由英國劍橋大學發表的最新研究，報告中指出，在為期長達十三年的研究、追蹤了一萬六千名英國男女之後，他們發現午睡時間超過一小時的人，死亡風險比較高。在比較死亡率與睡眠習慣關聯性時，研究數據也顯示每天午睡不到一小時的人，死亡率微升約百分之十四；但午睡超過一小時，死亡率則急遽增加為百分之三十二。

這份研究出爐後，不少民眾開始擔心，那究竟還要不要睡午覺？我對這篇報導的解讀是，通常午睡超過一小時，表示夜間的睡眠品質很差，所以才需要補超過一小時的午睡，若他們沒有利用午睡補眠的話，身體的負荷會更大，死亡率會增加更多。

午睡有益心臟健康

希臘雅典醫科大學曾針對兩萬三千名成年人，進行長達六年的調查，調查結果發現，每週至少午睡三次、每次大約睡三十分鐘的人，與不午睡的人相比，心血管相關疾病致死的機率低了百分之三十七；經常午睡的男性比沒有午睡者，心臟病發生機率下降了百分之六十四。由此可知，對睡眠品質稍嫌不足的人來說，午睡可降低早上工作的壓力和疲勞，且有益於心臟健康。

對於那些每天中午都覺得非常疲累，一定要午睡才能進行下午活動的人來說，我還是建議要檢測一下夜晚的睡眠品質，因為睡眠品質良好的話，不需要午睡也能維持絕佳的精神狀態。

睡回籠覺對身體無益

有些失眠者之所以從短期失眠惡化到長期失眠，是因為睡回籠覺的緣故。他們一早醒來仍然覺得頭腦昏昏沉沉、精神不濟，所以吃完早餐後又回到床上，倒頭呼呼大睡，但這完全是錯誤的做法。

通常我們早上醒來覺得沒睡飽、還想再睡，大多是因為前一晚睡得不夠足、不夠深，所以正確做法應該是想辦法在第二天晚上提早上床睡覺，把深層睡眠補足，否則靠回籠覺補眠，不但不易獲得深層睡眠，還會造成作息時間日夜顛倒，第二天夜晚越來越難入睡。

自我檢測睡眠品質

你是不是常躺在床上翻來覆去睡不著？半夜醒來後就無法再入睡？真正睡著的時間不到七小時？早晨起床後仍然覺得很累，總覺得沒睡夠？如果你有類似的問題，不妨先自我檢測看看自己的睡眠品質好不好。

匹茲堡睡眠品質評量表（Pittsburgh sleep quality index），是在國際睡眠醫學領域中，最常用來作為睡眠品質的自我檢測工具。

匹茲堡睡眠品質評量表

（1）主觀的睡眠品質：

1.過去一個月來，您對自己的睡眠品質整體評價如何？

非常好（0分）；還好（1分）；不好（2分）；非常不好（3分）

（2）睡眠潛伏期或潛在入睡困難：

1.過去一個月來，您在上床後，多久才能入睡？

少於15分（0分）；16～30分（1分）；31～60分（2分）；多於60分（3分）

2.過去一個月來，您通常躺在床上有多少次無法在三十分鐘內入睡？

從未發生（0分）；每週少於一次（1分）；每週一到兩次（2分）；每週三次或以上（3分）（1.的分數加上2.的分數）

（3）睡眠時間：

1.過去一個月來，您每天晚上真正睡著的時間大約多少？

多於8小時（0分）；7～8小時（1分）；5～6小時（2分）；3～4小時（3分）

（4）睡眠效率：

1.真正睡著時間／躺在床上時間。

大於85％（0分）；75～84％（1分）；65～74％（2分）；小於64％（3分）

（5）睡眠困擾或睡眠干擾：

過去一個月來，您的睡眠有多少次受到下列因素干擾？

1.半夜或清晨醒來（0，1，2，3）

2.需要起床上廁所（0，1，2，3）

3.呼吸不順暢（0，1，2，3）

4.咳嗽或大聲打鼾（0，1，2，3）

5.感覺很冷（0，1，2，3）

6.感覺很熱（0，1，2，3）

7.作噩夢（0，1，2，3）

8.疼痛（0，1，2，3）

9.其他影響睡眠的理由（0，1，2，3）

從未發生（0）；每週少於一次（1）；每週一到兩次（2）；每週三次或以上（3）

｛1.～9.分數加總後，0（0分）；1～9（1分）；10～18（2分）；19～27（3分）｝

(6)是否使用安眠藥：

1.過去一個月來，您有多少次需要藉助藥物幫助入睡？

從未發生（0分）；每週少於一次（1分）；每週一到兩次（2分）；每週三次或以上（3分）

(7)白天功能是否受影響：

1.過去一個月來，當您在開車、用餐、從事日常社交活動時，有多少次覺得難以保持清醒狀態（或每週需要午睡的次數）？

從未發生（0分）；每週少於一次（1分）；每週一到兩次（2分）；每週三次或以上（3分）

2.過去一個月來，要打起精神來完成應該做的事情，對您來說很困擾嗎？

完全沒有困擾（0分）；只有很少困擾（1分）；有些困擾（2分）；有很大的困擾（3分）（1.的分數加上2.的分數）

將以上問題的分數加總，分數越高，代表睡眠品質越不好；如果大於5，表示睡眠品質較差，需要到睡眠中心做進一步的睡眠檢測。

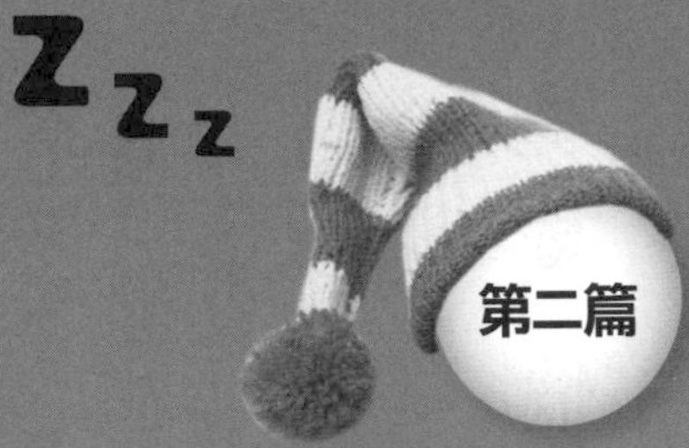

第二篇

擾人的睡眠問題

我曾經應邀去新世紀扶輪社演講，現場問了觀眾一個簡單的問題：什麼狀態之下算「睡得好」？

有人回答：「睡醒後精神飽滿。」其實這只答對了一半，因為「睡得好」應該是指一整天無須依賴咖啡、茶等興奮劑，也能神采奕奕，完全不覺得累，而且這種狀態應能持續到晚上上床睡覺前。

如果你白天會覺得疲憊，可能或多或少有一些自己不曾警覺的睡眠問題。可別小看這些看似平常的睡眠問題，因為周而復始下去，將會造成嚴重的傷害。

第一章 惱人的失眠

睡眠失常，泛指一個人無法自主控制自己的睡眠，覺得疲倦想睡時卻無法入睡，不該睡的時候卻又無法維持清醒。最常見的睡眠失常是「失眠」，像夜裡難以入睡、睡眠中途醒來後難再入睡，這都是「失眠」的範疇。

一般人躺在床上，三十分鐘內就能入睡，就算半夜起來上廁所，再躺回床上，也能很快地回到睡眠狀態。倘若躺在床上三十分鐘無法入睡，或是夜間醒來超過三十分鐘仍無法入睡，起床後依然覺得睏乏、頭腦不清醒，甚至有頭疼或頭暈等症狀，類似這樣的症狀常常發生，或是已經持續一段較長的時間，影響到白天工作和日常生活或人際關係，在臨床上便可被診斷為「失眠」。

每天應該保持七到八個小時的良好睡眠

據說拿破崙一天只睡三個小時，清醒時還能保持最佳身心狀態，運籌帷幄、征戰四方，這種特質在成功人士身上常常看到。睡眠時間較一般人少，但卻睡得足夠的，稱為「少睡菁英」（sleepless elite）。根據美國一項研究顯示，有百分之二到三的人自認為是「少睡菁英」，他們可以工作到深夜，早上六點鐘就起床，毫無困難地進行日常活動。然而，美國疾病控制和預防中心的一份報告指出，每一百位自我評估每晚只需要睡五、六個小時的受試者當中，大約只有五人是真正的「少睡菁英」，其他人屬於長期慢性的睡眠不足或睡眠剝奪，嚴格來

說，少睡菁英占總人口數不到百分之零點一五。

睡眠時間長短因人而異，睡眠充足與否也是很主觀的感受，睡得少未必是失眠，但大多數人通常都需要七到八個小時的良好睡眠才足夠，偶爾失眠其實也不必太過焦慮，隔天午後小睡一下補個眠，隔天晚上提早一點上床即可。

爲什麼會失眠？

失眠是現代人普遍的文明病，美國睡眠醫學會曾經指出，全球約百分之三十的人口皆有不同程度的失眠問題和症狀，百分之十的人因為失眠而影響白天工作，可是只有極少數人會去求醫，大部分的人對此並不是很在意，大多會認為是最近壓力過大、工作操勞而導致失眠。

其實形成失眠的因素非常複雜，根據臨床研究，導致失眠的因素包括以下幾種：

一、睡眠環境或不適應生活壓力，導致暫時性失眠

由於外在環境改變或生活中的壓力，造成適應困難、焦慮、不安、情緒低落，例如換工作、搬家、旅行、外宿、突發災難等等。這種短暫性失眠，幾乎每個人都有過經驗，像我太太年輕時只要大考前夕一定失眠，換床睡也會有暫時性失眠！有些人則是外出過夜時，堅持要連枕頭一併打包帶去。另外，臥房環境太凌亂、光線太強、太熱或太吵也會導致失眠，所以除了學習自我放鬆和紓壓外，應該要逐一檢視周遭的睡眠環境，才不會有環境不適，因此導致失眠的狀況發生。

很多人不把短暫性失眠當作一回事，殊不知，暫時性失眠如果沒有好好處理，一旦壓力解除後，仍然會繼續失眠或惡化，變成長期性的失眠。而且失眠會影響身體的修復功能，甚至影響腦部的正常運行，導致許多疾病產生，進而威脅到身體健康。

二、因為害怕失眠而失眠

在生活、工作中常會碰到一些突發狀況，或是一早有重要會議，需要隔天早起，容易失眠的人在前一晚就會開始焦慮、緊張，生怕隔天睡過頭，把事情搞砸，結果躺了一整夜卻無法入睡。

我有位同事常有這樣的狀況，他每個星期一必須從台中北上教書，因為是早上八點的課，得搭第一班高鐵才行，結果因為怕趕不上高鐵，前一晚總是失眠，

形成了越害怕失眠，就越容易失眠的狀態。

三、生理時鐘紊亂或生活作息不正常，造成「失律性失眠」

生活作息突然改變太大，導致生理時鐘一時無法調適，自然而然就會影響睡眠，例如：出國洽公旅遊、熬夜工作或是輪班工作等等。許多年輕上班族週五下班後為了紓解壓力，整個週末徹夜狂歡，到了星期一早晨起不來，生理時鐘大亂。

另一個常見的例子是出國。往返不同時區、調整時差，對很多人來說是件頭痛的事。我在大學擔任國際長時，平均一個月要飛去兩、三個國家，生理時鐘的調適往往趕不上時差的變化，加上在飛機上無法熟睡，第一天到飯店也常常半夜就醒了，回到台灣後又得要花一到兩天的時間才能調整回到原來的生活作息。

四、安眠藥或酒精導致失眠

因工作忙碌或情緒緊張但又急迫需要睡眠休息的人，常藉助安眠藥來入睡，但藥物對中樞神經具有抑制作用，反而無法獲得良好品質的睡眠。

有些人以為睡前喝點酒可以幫助入眠，殊不知酒精或許可以讓人有睡意，但是研究也發現，它會導致後半夜睡眠無法進入快速動眼期，很容易在入睡兩到三個小時後清醒，難以入眠。即使沒有導致失眠，酒精也會破壞後半夜的睡眠結構，無法得到良好的睡眠。

五、刺激性飲料引起失眠

咖啡、茶、可樂等刺激性飲料，會讓腦神經變得亢奮。不過，每一個人對食物的反應不同，有些人失眠可能不是因為喝了刺激性飲料，而是吃了會引發過敏的食物，例如海鮮、豆類等，所以當失眠症狀發生時，除了避免喝刺激性飲料外，也得留意自己是否吃了容易過敏的食物。

六、呼吸困難或呼吸中止引起失眠

有些人失眠是因為夜晚多次呼吸困難，醒來後就無法再入睡，這類型的失眠患者一定要改善呼吸中止問題，因為睡眠呼吸中止會破壞睡眠的連續性，切忌服用安眠藥物強迫自己入睡，否則可能讓呼吸中止的症狀更加嚴重。

七、身體不適導致失眠

心臟病、呼吸系統疾病、腸胃疾病、神經系統疾病、內分泌系統疾病，都有可能導致身體不適而造成失眠，此時應求助醫師，並配合睡眠專科醫師共同治療。更年期婦女因為停經後身體的劇烈變化，導致身心承受極大壓力，也容易失眠。

八、身心疾病造成失眠

焦慮症、憂鬱症、思覺失調、躁鬱症、創傷後壓力症候群等患者，常伴隨失眠的症狀發生，此時應尋求專業醫師的治療。身心疾病造成的失眠會更加重身心疾病的嚴重性，此種惡性循環必須設法打破，否則身心的狀況只會更差。

九、戒菸、戒酒也會失眠

戒菸、戒酒會產生一些禁斷症狀，失眠也是其中一項。戒菸、戒酒的同時，最好配合適量的運動，不僅有助增強意志力，對於夜晚的睡眠也有幫助。

十、藥物引發的失眠

部分西藥的副作用會引發失眠，例如高血壓藥、氣喘藥或抗憂鬱藥物，如果因藥物而引發失眠，最好向主治醫師即時反映。

失眠會造成哪些傷害？

擁有充足的睡眠時間，身體才可以得到完全的休息，有充沛的精力，才能從事各項活動。失眠會影響到我們的身心健康，影響力不可小覷，以下便列出失眠可能造成的傷害：

一、工作效率下降

睡眠不足，大腦沒有獲得充分休息，就會導致白天注意力渙散，工作效率下降，甚至工作時容易發生意外。

二、肌膚暗沉、提早衰老

夜間睡眠是人體所有組織器官修復的時間，如果睡眠充足，皮膚就可以得到充分放鬆與滋養，同時幫助皮膚的新陳代謝，避免老廢物質阻塞毛細孔，而使肌膚提早衰老。如果睡眠品質不佳，隔天往往就會看起來一臉憔悴、面色無光。

三、甲狀腺亢進

失眠的時候很容易刺激甲狀腺亢進。當我們失眠時，身體處於疲累狀態卻無法獲得充分休息，甲狀腺分泌會增加，長期下來，很容易引發甲狀腺亢進疾病。

四、免疫力下降

當流行性感冒發生時，若是你每發必中、無法倖免，這時就得要注意自己的睡眠是否足夠了。因為長時間的失眠，會導致人體免疫力下降，對流行性疾病毫無防禦能力。

五、影響兒童的生長發育

一般來說，兒童是最不容易失眠的一群人，但現在影響睡眠的誘因太多，例如上網、玩平板電腦、滑手機、打電玩等，一旦孩子沉迷其中，夜晚就難以入眠。生長激素的分泌時間主要在晚上入睡之後，一旦睡眠時間不足，兒童生長激素的分泌減少，便會影響身體的正常發育，因此家有孩童的爸媽，應該善加把握這個「睡眠黃金修復期」，讓孩子生長發育正常、頭好壯壯。

六、記憶力減退、不容易專心

失眠容易頭痛、記憶力減退、注意力不集中，影響學習效果，對於學齡兒童的影響極大。

七、提高罹患慢性疾病的風險

長期失眠容易誘發精神方面的疾病，也可能導致高血壓、中風、糖尿病、肥胖等疾病，甚至引發癌症上身，影響壽命。

安眠藥越吃越不安眠

「睡不著的夜、醒不來的早晨……」是許多人的心聲，他們深受失眠所苦，卻找不到有效的解決之道。

有些人睡不著，會藉由吃安眠藥來幫助入睡，但時間久了，安眠藥會逐漸失去效用，導致必須加重安眠藥的劑量才行。

安眠藥大多是抑制神經的作用，引起嗜睡反應，但實際上無法促進「深層睡眠」或「快速動眼睡眠」這兩個最重要的睡眠階段。相反地，它還會減少「深層睡眠」和「快速動眼睡眠」，導致睡眠品質不佳。這就是為什麼服用安眠藥後，即使經過八小時的睡眠，仍然感覺不到自己獲得充分休息或睡得好的原因。

此外，長期持續使用安眠藥有一定的風險，安眠藥中的成分可能引起夢遊、暴食等問題，最常見的就是健忘、記憶力衰退。若長期依賴安眠藥入睡，停藥之後也會引發焦慮、脾氣暴躁等身心不適的症狀。因此，未經醫師處方，請勿自行購買安眠藥物服用。

就是睡不著，怎麼辦？

一、養成良好的睡眠習慣可減少失眠的機會

● **不用過分擔憂失眠問題：**大多數人平時或多或少都有失眠的經驗，只要放鬆心情，不要過分憂慮，我們的身體自然會調節適應。越擔心失眠的人，失眠的狀況往往就會越嚴重。

● **維持規律的生理時鐘：**養成定時就寢與起床的習慣，建立自己的生理時鐘。

● **睡前放鬆心情：**睡前半小時，避免從事勞心或勞力的工作，試著放空，想些正面的事情，或是聽聽輕柔的音樂，保持心情穩定。如果因為擔心某些事情、心神不寧，不妨把它寫在紙上，告訴自己：第二天再想吧！當頭腦清楚時，也更容易處理問題。睡前半小時，應該關掉電腦等3C產品，避免外界資訊進入大腦，影響睡眠。

● **睡前洗個溫水澡：**睡前一小時沖個溫水澡有助於肌肉放鬆，提高身體核心

溫度，當我們離開浴室時，體溫會逐漸下降，因而感到疲倦，更容易入睡。研究發現，體內溫度稍低、表皮溫度稍高，越容易入睡。

●**保持適度運動：**白天應維持半小時至一小時的運動，唯睡眠前一小時應盡量避免劇烈運動，以免身體過於亢奮而失眠。

二、營造良好的睡眠環境以利入眠

●**不要在床上做睡覺以外的事情：**把握「上床就是睡覺」的原則，不要在床上看書、打電話、看電視，否則副交感神經容易遭受干擾，無法放鬆。

●**營造安穩舒適的臥房：**睡眠環境太吵、臥室的隔音太差，都會干擾睡眠，建議臥房的隔音要好，研究發現臥房內的窗簾、床單、枕頭罩等布置品使用藍色、黃色、綠色，這樣能使心情放鬆，睡眠的質量最好。

●**床和枕頭一定要舒服：**床墊太軟或太硬都會導致睡姿不良、肌肉僵硬或背部痠痛的問題，通常一個舒適的床墊和枕頭，就可以大大地改善睡眠品質。要注意的是，每一個人對舒適的床和枕頭的定義皆不相同，最昂貴的寢具不一定是最好、最適合自己的，所以購買之前一定要到現場親身感受床的硬度、高度，選擇柔軟度最舒服的枕頭。此外，床墊一定要透氣，因為通常人體溫度必須維持於三十七度左右，如果體溫過高，就需要散熱，但不透氣的床墊無法幫助身體散熱，反而會影響睡眠。

● **注意睡眠環境的溫度：**當臥室溫度維持在攝氏24～25度，被窩裡為27～30度時，睡眠品質最好。

● **睡眠環境的燈光宜柔和：**燈光具有調節生理時鐘的作用，太亮的話會導致大腦中的褪黑激素分泌量減少、難以入睡，所以入睡之前，最好選擇較暗的柔和燈光，並且在入睡之際關閉所有光源。

三、吃出良好的睡眠品質

● **減少攝取含咖啡因的飲料：**咖啡因在體內的作用可持續八小時以上，如果有入睡困難問題，大約下午兩點之後，最好不要再攝取含咖啡因的食物或飲料。五十歲後由於新陳代謝變慢，咖啡因在體內滯留時間甚至可以達到十個小時，因此對咖啡因較敏感者，午餐後最好不要再碰含咖啡因的食物或飲料。

●**晚餐不宜吃過飽**：晚餐是距離睡覺前最近的一餐，不能吃得過飽，否則容易導致胃酸逆流，影響到睡眠品質。晚餐也不宜吃過於刺激性的食物，例如咖哩、泰式酸辣料理、油炸物或燒烤物，以免刺激神經興奮。

●**睡前吃對食物，有助好眠**：牛奶裡面含有色胺酸，它會使大腦裡產生五羥色胺，具有幫助睡眠的作用。睡前喝一〇〇～二〇〇毫升的牛奶可助眠，但喝多了，消化吸收的時間就會較長，反而影響睡眠。

四、睡不著可以試著數羊

如果躺在床上超過五分鐘還沒有睡意，可以試著數羊，但不是數中文的羊，而是英文的sheep，因為這兩者的發音部位是不一樣的，「羊」發的是喉音，而「sheep」則是從腹腔共鳴，為腹式呼吸，有助於全身放鬆。

第二章 打鼾與睡眠呼吸障礙

八年前的我比現在胖大約十五公斤，血壓也偏高。當時因為與丁化醫師一起在中山醫學大學進行睡眠研究，所以我也為自己及家人安排了整晚的睡眠檢查，但檢查後才赫然發現，我一個小時竟然停止呼吸達到四十到五十次！

「睡眠呼吸中止」的定義為停止呼吸達十秒才算一次，換句話說，一個小時六十分鐘當中，我平均每一、兩分鐘就會中止呼吸一次，可見情況有多麼嚴重！之後我便下定決心要調整自己的生活習慣、睡眠環境，並使用睡眠呼吸輔助器，最後克服了肥胖和睡眠呼吸中止的問題，同時也改善了原本血壓偏高和下午容易打呵欠及疲累的問題。

「睡眠呼吸障礙」泛指打鼾、上呼吸道阻力綜合症、阻塞性低通氣綜合症和阻塞型睡眠呼吸中止症。根據統計，近四分之一的華人有睡眠呼吸障礙的問題或患有呼吸睡眠中止症，但是大多數人卻從未察覺。

打鼾不代表睡得好

通常我們聽到枕邊人的打鼾聲，都會以為他睡得很沉、睡得很好，但事實上剛好相反，會打鼾的人的睡眠其實一點都不好，而且將近九成患有睡眠呼吸中止症。

鼾聲是睡眠時，部分呼吸道阻塞所造成的聲響，尤其是上呼吸道阻塞，它會阻礙呼吸氣流的暢通，使患者出現呼吸不足，甚至短暫停止呼吸的情況。

鼾聲出現的頻率不一，有時完全阻塞會導致鼾聲停止十幾秒、甚至數十秒，若出現這種上呼吸道部分阻塞或完全阻塞的情形，成人只要每小時超過五次就是患有「阻塞型睡眠呼吸中止症」。

有些人上呼吸道的阻力比一般人來得高，包括容易打鼾的人、停經後的婦女、老人以及肥胖者，他們在快速動眼睡眠期發生上呼吸道完全阻塞的機會，比正常人更高。

醒著上呼吸道通氣正常

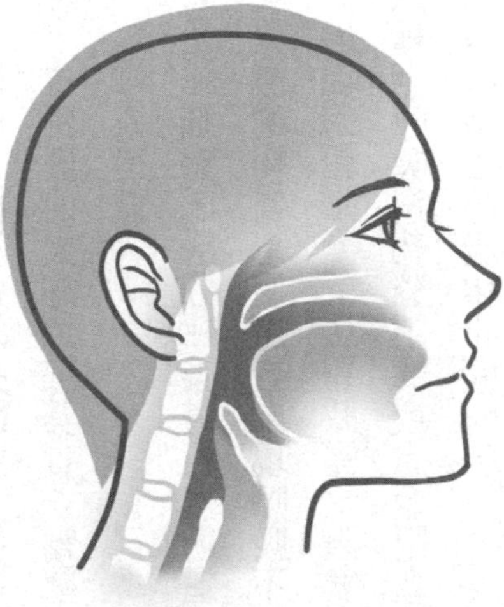

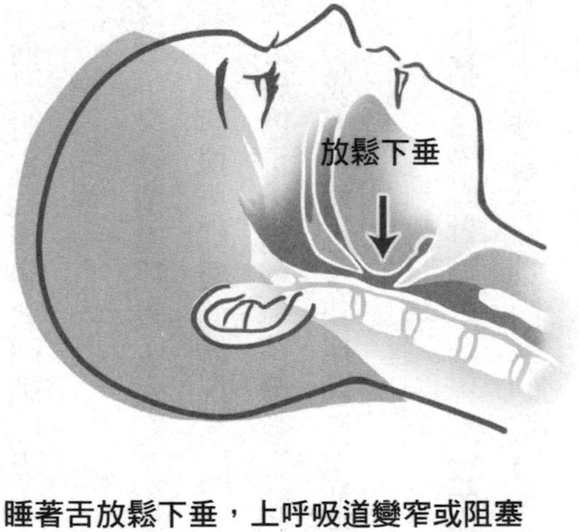

睡著舌放鬆下垂，上呼吸道變窄或阻塞

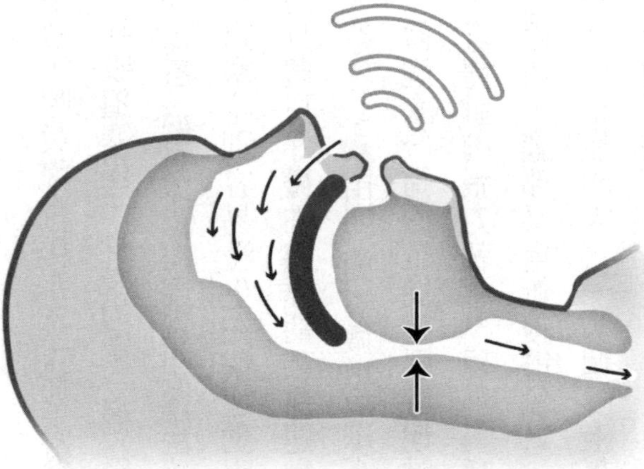

正躺睡，氣流通過變窄的氣道，易有鼾聲

上呼吸道阻塞，會越睡越累

氣道狹窄時，呼吸聲會比較大，加上氣道震盪，就進而產生鼾聲。常打鼾者，入睡後如果上呼吸道塞住，身體的第一個救命反應就是將血壓衝高，趕緊供應血液到缺氧的腦部；第二個救命反應則是想辦法掙脫呼吸道阻塞，以獲得氧氣。

由於呼吸阻塞特別容易發生在快速動眼睡眠期或深層睡眠期，為了解除阻塞狀態，我們的身體只好犧牲熟睡期和快速動眼睡眠期，直接跳到淺眠狀態清醒時期（Awake stage），藉由「簡短微微醒來」（arousal）來終止上呼吸道的阻塞。

「簡短微微醒來」指的是從睡眠時期跳到清醒時期的驟然改變，一旦腦波進入清醒時期，身體肌肉張力就會出現，上呼吸道擴張肌的張力也會出現，所以呼吸道就會馬上暢通，腦部又重新獲得氧氣，接著再進入睡眠時期。

有睡眠呼吸中止症的人，一整個晚上都會反覆地進行這種血壓衝高、降低的過程，「簡短微微醒來」可高達一百至兩百次之多！在這個過程當中，患者自己並沒有知覺，醒來之後只會覺得：怎麼睡了一覺之後還是這麼累呀？

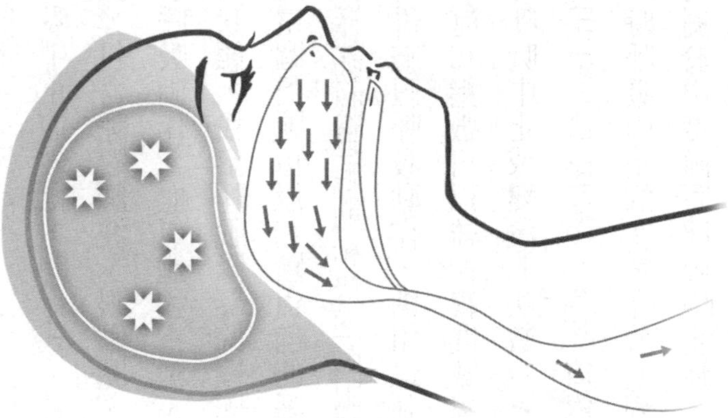

簡短微微醒來

你有打鼾或睡眠呼吸中止症嗎？

診斷打鼾或睡眠呼吸中止症最標準的方式，就是做一整個晚上的睡眠檢查，監測各種睡眠生理參數，包含睡眠腦波、眼動圖、肌電圖、心電圖、打鼾指數、口鼻呼吸器流量、胸腹呼吸動作、血氧飽和指數、睡眠呼吸中止指數、肢體活動等，藉此深入了解睡眠狀態，找出睡眠障礙的原因。

腦波、眼動圖、肌電圖信號可以判斷目前的睡眠階段屬於哪一個時期；眼動圖變化能夠區分在非快速動眼睡眠期和快速動眼睡眠期，是否有明顯的眼球運動；口鼻呼吸器流量合併胸腹呼吸動作，則用以判斷睡眠呼吸中止症是屬於中央型或阻塞型；至於血氧飽和指數可以監測夜間缺氧的程度。

醫學界常用每小時呼吸中止或變淺的次數（AHI，apnea hypopnea index或RDI，Respiratory Disturbance Index）為評估依據，若每小時大於五次即患有睡眠呼吸中止症。每小時呼吸中止的次數介於五到十五次屬於輕度睡眠呼吸中止症，介於十五到三十次屬於中度睡眠呼吸中止症，至於每小時呼吸中止的次數如果達到三十次以上，則屬於重度睡眠呼吸中止症，需要立即治療。

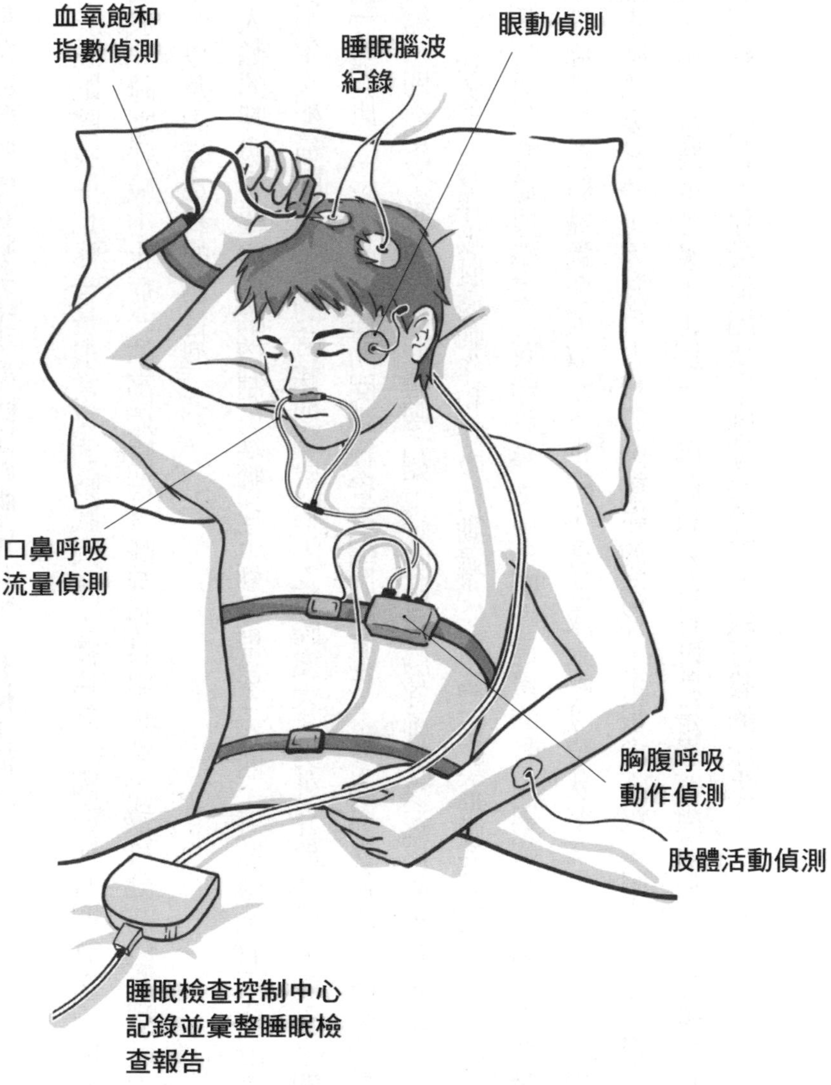
血氧飽和
指數偵測
睡眠腦波
紀錄
眼動偵測
口鼻呼吸
流量偵測
胸腹呼吸
動作偵測
肢體活動偵測
睡眠檢查控制中心
記錄並彙整睡眠檢
查報告

阻塞型睡眠呼吸中止症與中央型睡眠呼吸中止症，有何不同？

「睡眠呼吸中止症」是很常見的睡眠問題，據估計，國內約有四分之一的民眾屬於「睡眠呼吸中止症」的高危險群。睡眠呼吸中止症大致可分為阻塞型、中央型，以及兩者都有的混合型。

人類的呼吸中樞由延腦控制，延腦往下到脊椎第三、四、五節處，有兩條膈神經，用來支配橫膈；呼吸的時候橫膈會往下，胸腔變大。另外介於肋骨與肋骨之間有個「肋間肌」，呼吸的時候肋間神經會支配肋間肌往上提，胸部會擴張，胸腔的擴大與縮小即產生了吸和吐氣的驅動。如果呼吸中樞腦幹神經核送出的神經訊號不足或太弱，就會引發呼吸肌肉動作和呼吸活動過小，稱為「中央型睡眠呼吸中止症」。

呼吸道的暢通與穩定，有賴於鼻、口、咽喉周邊的骨骼與軟骨結構。上呼吸道結構周邊的軟組織過多或放鬆下垂時，會造成上呼吸道狹窄，尤其當我們身體呈現正躺的姿勢時，因為重力和肌肉放鬆的關係，舌根會下沉，阻塞上呼吸道，造成「阻塞型睡眠呼吸中止症」。因此只要會打鼾就是患有阻塞型睡眠呼吸中止症的症狀，因為上呼吸道因狹窄摩擦共振而導致鼾聲的產生。

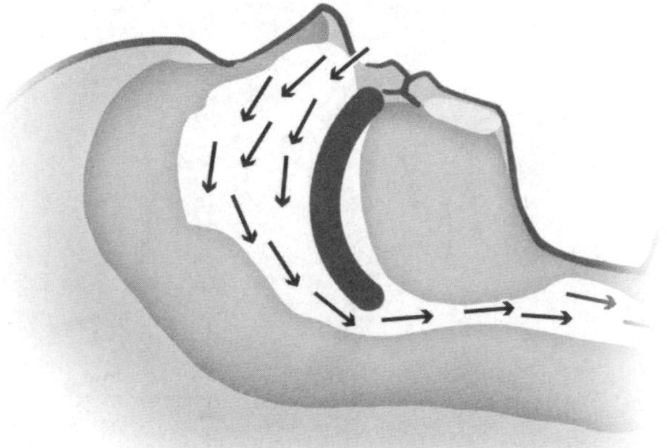

正常呼吸

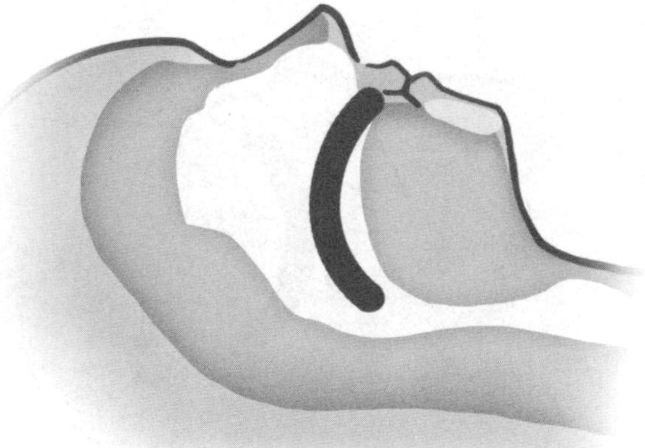

中央型睡眠
呼吸中止症

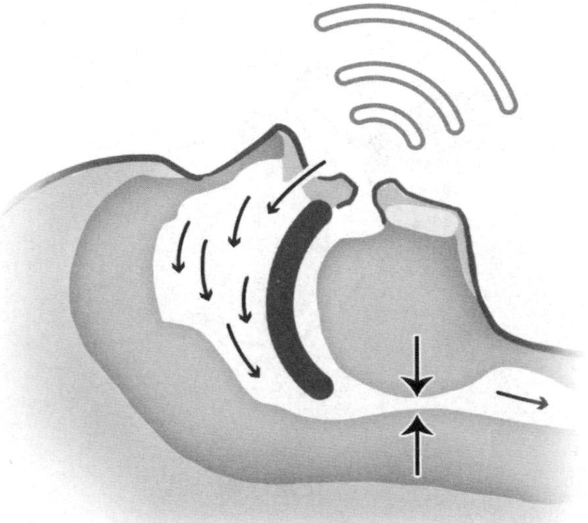

鼾聲

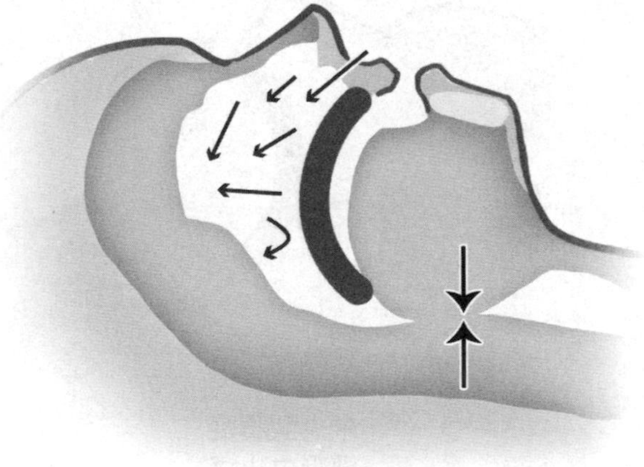

阻塞型睡眠
呼吸中止症

打鼾或睡眠呼吸中止症，男女反應大不同

男性和女性對於打鼾或睡眠呼吸中止症的反應，其實有很大的差別，整體而言，男性耐受度高於女性。

男性通常比較習慣持續打鼾，也不易察覺自己有睡眠呼吸中止症狀，即使聲響巨大或身體缺氧也還是照睡不誤，絲毫沒有影響。不少男性即使血氧飽合濃度已減少了百分之十，仍不會醒來，而此種缺氧時間越長，對腦部的傷害就越大。

男性睡眠呼吸中止症患者經常是承受更嚴重的缺氧到身體已經受不了時，原本持續打鼾現象才會轉換到清醒腦波，同時上呼吸道擴張肌張力出現，而終止呼吸道的塌陷。

相反地，常打鼾或患有睡眠呼吸中止症的女性，從深層睡眠轉換到清醒腦波的情形就比較頻繁，一旦上呼吸道阻塞，腦波就立刻跳到清醒狀態，也就是容易因呼吸道阻塞而醒來。有打鼾或睡眠呼吸中止症的女性，每小時的呼吸停止數明顯低於男性，而且睡眠較淺，夜間會不斷醒來，所以女性抱怨睡不好的比率會高於男性。

雖然男性對於睡眠呼吸中止的承受力較高、不易醒來，但這也表示，對腦部的傷害時間也隨之延長，導致罹患心血管疾病的比率更高，並加重心血管疾病患者的病情，間接影響到男性壽命，使得他們的平均壽命少於女性。

爲何年紀越大，「睡眠呼吸中止」指數越高？

隨著年齡增加，上呼吸道肌肉的彈性變差，上呼吸道也會隨之變窄，所以老年人打鼾的比例會隨著年齡增加，約有百分之四十到六十的老年人都有打鼾現象或「睡眠呼吸中止症」，有些甚至因此在睡夢中去世。

根據美國醫學雜誌的報導，約有八成停經婦女有更年期症候群，最明顯的症狀為熱潮紅，熱潮紅也可能出現在睡眠時，所以更年期婦女容易失眠，進而影響到睡眠品質。

女性停經後，「睡眠呼吸中止」的發生率也會增加。根據統計，更年期前打鼾的女性占百分之九，男性為百分之二十五；可是女性在停經後，打鼾的比例卻大幅躍升，跟同年齡男性一樣都是百分之三十五。

中度睡眠中止症的發生率

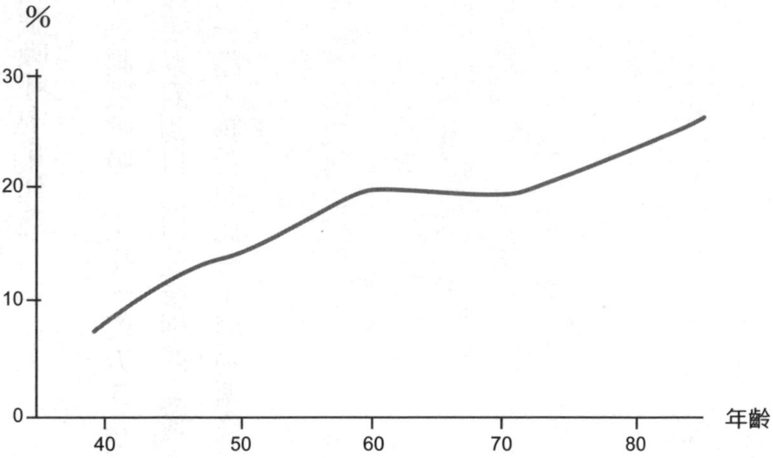

自我檢視結構性「睡眠吸呼中止症」

自我檢視結構性「睡眠呼吸中止症」的方式為拿出鏡子來，檢查氣道大小。正常來說，我們應該可以看到自己口腔後面的氣道，若氣道過窄，就必須接受手術，把上呼吸道打開一點，讓舌頭比較不容易塞住。

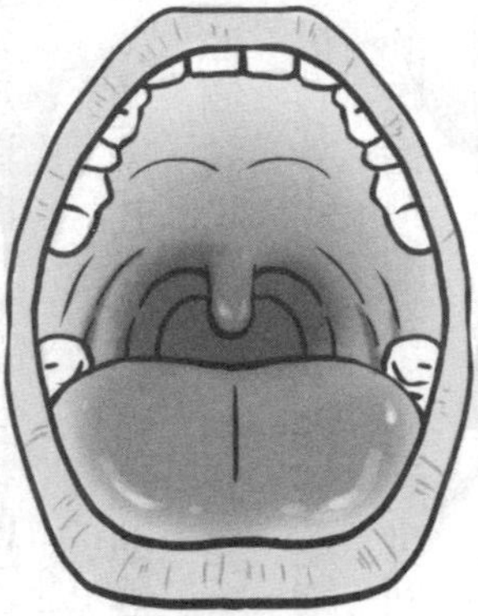

氣道大小正常

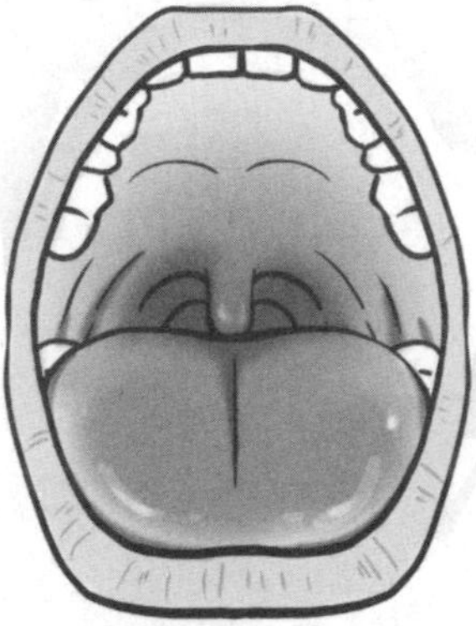

氣道大小狹窄

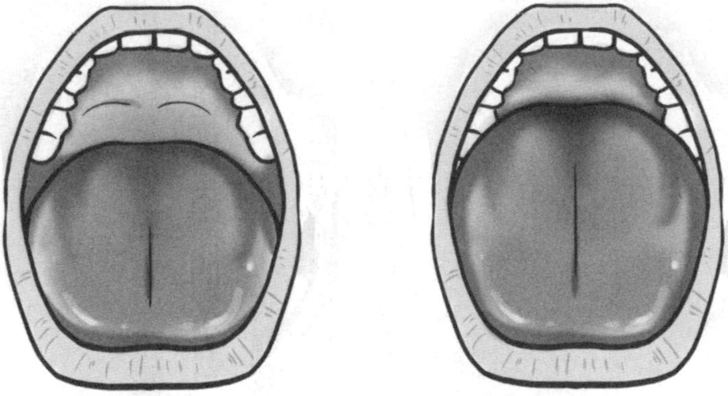

氣道過窄易導致結構性睡眠呼吸中止症

治療阻塞型睡眠呼吸中止症的方法

一、連續式正壓呼吸輔助器

「連續式正壓呼吸輔助器」已被睡眠醫學界公認是治療「阻塞型睡眠呼吸中止症」最有效的方法。佩戴連續式正壓呼吸輔助器可提供不同的壓力，或自動偵測適合的壓力，配合密閉的鼻面罩、口鼻面罩，效果更好。不少人佩戴連續式正壓呼吸輔助器後反而會導致失眠，不過中度或重度「阻塞型睡眠呼吸中止症」患者只要能持續且規律地使用，一定可以改善睡眠呼吸中止及日間嗜睡的情況。

連續式正壓呼吸輔助器

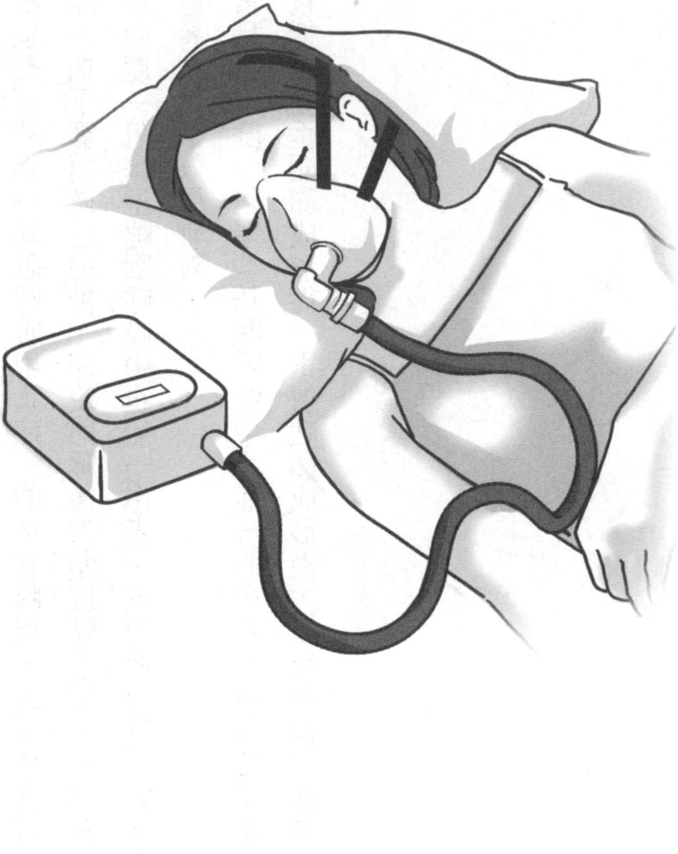

二、牙套或手術輔助治療

另一個治療方法是戴著防止「睡眠呼吸中止症」的牙套睡覺，這種牙套可以將上下兩排牙齒錯開，把下顎稍微往前推，即使熟睡後舌頭放鬆下塌，也不會阻塞到上呼吸道，適合中度「阻塞型睡眠呼吸中止症」患者，但對於重度「阻塞型睡眠呼吸中止症」患者來說則效果有限。

部分結構性異常且有重度「阻塞型睡眠呼吸中止症」的患者，可以透過手術治療，常見的手術包括懸雍垂咽顎成形術、雷射咽顎成形術，以及無線電波熱凝療法等。

用牙套打開氣道

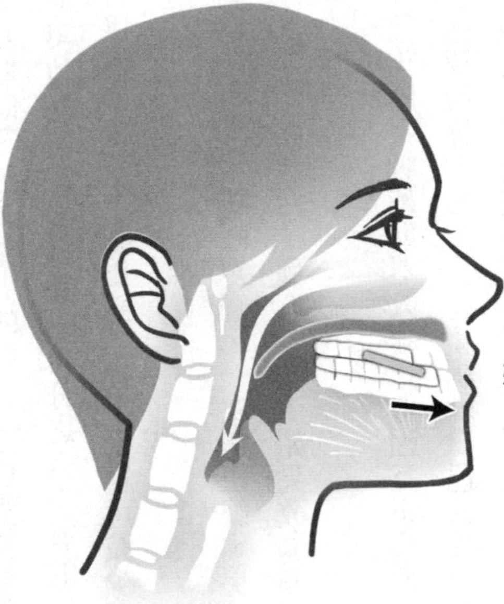

三、改變睡眠姿勢

藉由改變睡眠姿勢來減緩打鼾或「睡眠呼吸中止症」，是最簡易、舒服的方式。

當我們的身體正躺時，因為重力的影響，舌頭容易往後壓住上呼吸道的氣管。根據統計，如果改為趴睡或側睡，百分之六十五的打鼾或「睡眠呼吸中止症」患者的症狀可以獲得改善，與正躺相較，大約可減少百分之五十的呼吸中止次數。

我自己也曾親身做過兩次睡眠檢查，一次是正躺，另一次是趴睡。當身體正躺時，一個小時停止呼吸高達四十到五十次！如果改為側躺，一小時的呼吸則中止次數不到十次。

剛開始我也佩戴正壓呼吸輔助器入睡，但因為不習慣，所以常常睡到一半便不自覺地把呼吸器面罩撥掉，後來我持續訓練自己改成趴著睡覺，發現原先的症狀獲得顯著改善，因此，想要減緩打鼾或睡眠呼吸中止症狀，可以先從改變睡眠姿勢做起。

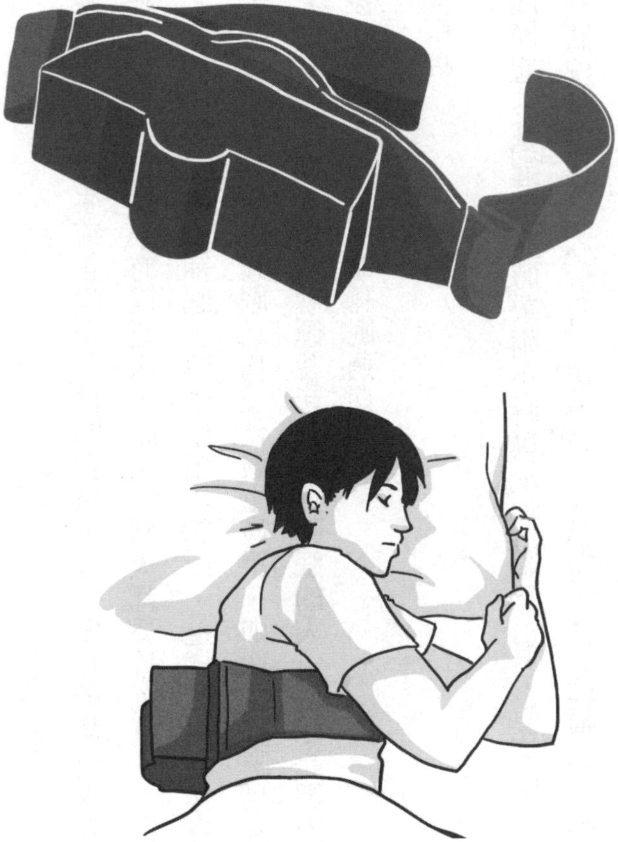

利用工具改變睡眠姿勢來減緩
打鼾或睡眠呼吸中止症

第三章　延遲睡眠症候群

晚睡晚起是很多學生或年輕上班族的習慣，有些夜貓子甚至等到天快亮才上床睡覺，睡不到四、五個小時就起床，結果一整天都昏昏沉沉的，影響學業或工作效率，到了假日才又拚命補眠，睡到中午才起床。這樣的生活作息容易導致體內褪黑激素分泌錯亂、深層睡眠結構受到嚴重破壞，即使假日睡足八小時也不容易獲得真正的好眠。如果習慣晚睡晚起、延遲睡眠的人，最好能調回正常的生理週期，之後也要避免任意更改睡眠週期。

延遲睡眠症候群

當晚睡晚起（延遲兩小時或兩小時以上）成為習慣，便很難再調整回來，而如果這種狀況持續超過六個月，使得睡眠週期紊亂，則稱為「延遲睡眠症候群」（delayed sleep phase syndrome），在睡眠醫學中也稱為「睡眠相位後移症候群」。

對於患有延遲睡眠症候群的人來說，要在早上理想的時間起床是相當困難的事情，若是隔天還要正常上班上課，那麼作息就會大亂！此外，一般患有延遲睡眠症候群的人覺得夜晚反而比白天清醒，半夜三更是他們頭腦最敏捷、工作效率最高的時候，若是強迫自己早睡，反而睡不著，倘若早起，又會造成睡眠不足或睡眠剝奪的狀況。

有些延遲睡眠症候群的患者雖然經過多年的治療，仍無法早睡早起，睡眠研究者稱之為「睡眠週期紊亂缺陷」。

延遲睡眠症候群引起的頭痛

延遲睡眠症候群有時也會引起頭痛，屬於鈍痛型，有時候會在睡夢中發生，甚至會讓人痛醒，但只要在睡前服用褪黑激素，即可獲得改善。褪黑激素只適用於短期調整睡眠週期，並不適合長期使用，否則會影響荷爾蒙的平衡。

如何調整延遲睡眠症候群？

一、每天維持三十到九十分鐘的太陽照射或光線治療

一早起床後，到戶外曬太陽或接受光線治療三十至九十分鐘，晚上避免強光和電腦螢幕光線的直射，持續數天至兩週就能見效。

二、堅持睡眠時間表

症狀較輕的患者，可以每天提早十五分鐘起床，夜晚就能提早入睡，以循序漸進的方式重新設定生理時鐘。症狀較嚴重的患者，則建議從限制睡眠著手。舉例來說，如果前一晚半夜四點才睡，隔天早上七點要起床上班，那麼就要求自己當天不可午睡，再累也要堅持到晚上十一點鐘才能上床睡覺。

三、補充小劑量褪黑激素

褪黑激素是指揮生理時鐘很重要的荷爾蒙，當褪黑激素漸漸增加，身體就會放鬆、想睡。延遲睡眠症候群患者腦內的褪黑激素常常會延遲數小時才慢慢升高，因此在睡前一小時補充小劑量的褪黑激素，可以誘發睡意。

褪黑激素

褪黑激素主要由松果體所分泌，它與光照、睡眠時間長短、睡眠週期有密切的關係。白天的亮光會抑制褪黑激素的分泌，當太陽下山、入夜之後，松果體部分功能會被啟動、活化，產生褪黑激素，釋放到體內。大約晚上八、九點，褪黑激素漸漸增加，身體就會開始放鬆、產生睡意，到了半夜兩、三點達到高峰！直到太陽升起之時，褪黑激素急遽下降，這時我們就會漸漸醒來。整個褪黑激素上升的過程會持續將近十二小時。

褪黑激素的分泌量會隨著年齡而改變，褪黑激素分泌的最高峰，大約在六歲左右，青春期到二十五歲之間，體內褪黑激素的濃度會開始快速下跌，生理上也會產生明顯的變化。隨著年齡增長，褪黑激素濃度慢慢地滑落，到七、八十歲時，褪黑激素的濃度激素只有在半夜高峰期才能被量測到，之後褪黑激素的分泌量就可能趨近於零了。

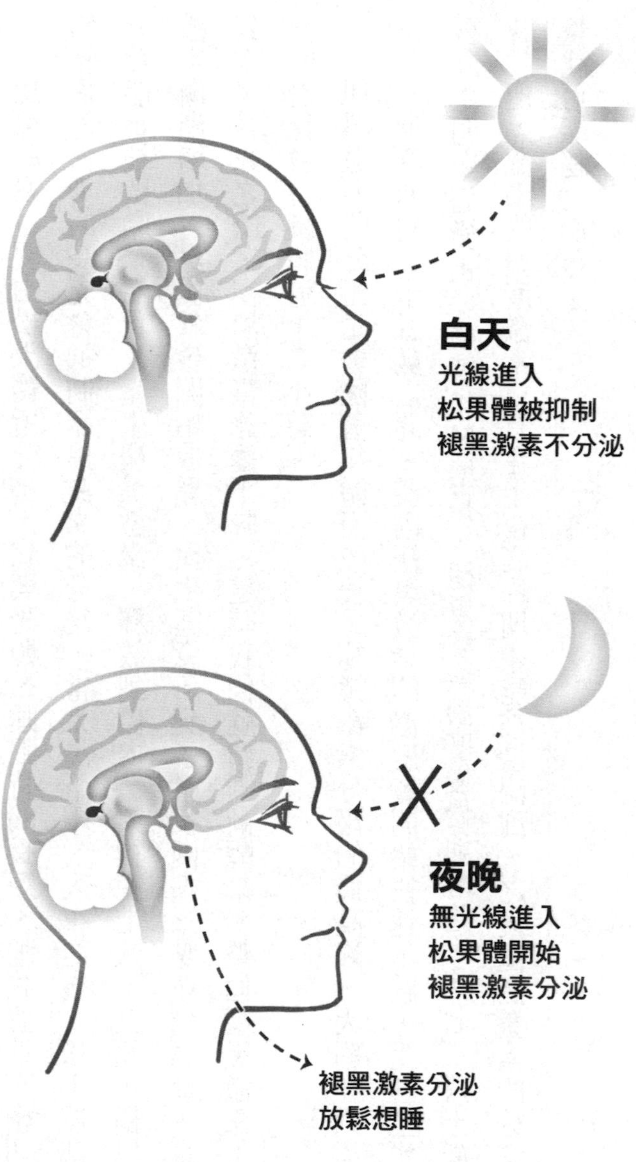
白天
光線進入
松果體被抑制
褪黑激素不分泌
夜晚
無光線進入
松果體開始
褪黑激素分泌
褪黑激素分泌
放鬆想睡

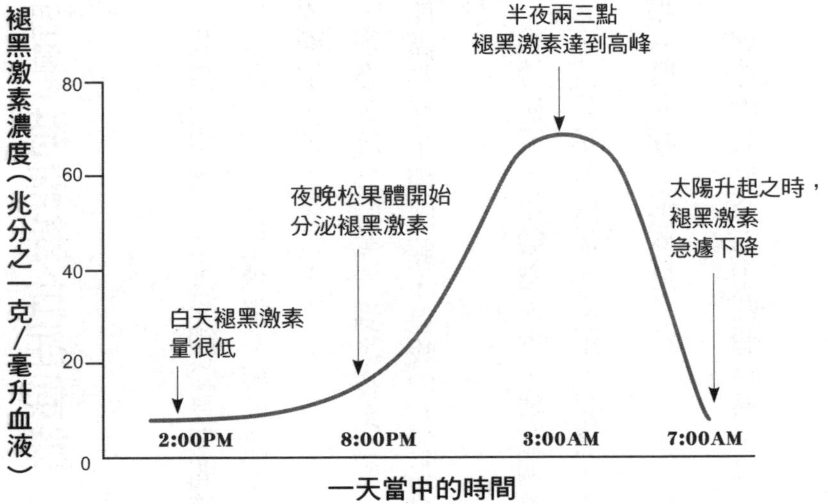
褪黑激素濃度（兆分之一克／毫升血液）
80
60
40
20
0
半夜兩三點
褪黑激素達到高峰
夜晚松果體開始
分泌褪黑激素
太陽升起之時，
褪黑激素
急遽下降
白天褪黑激素
量很低
2:00PM
8:00PM
3:00AM
7:00AM
一天當中的時間

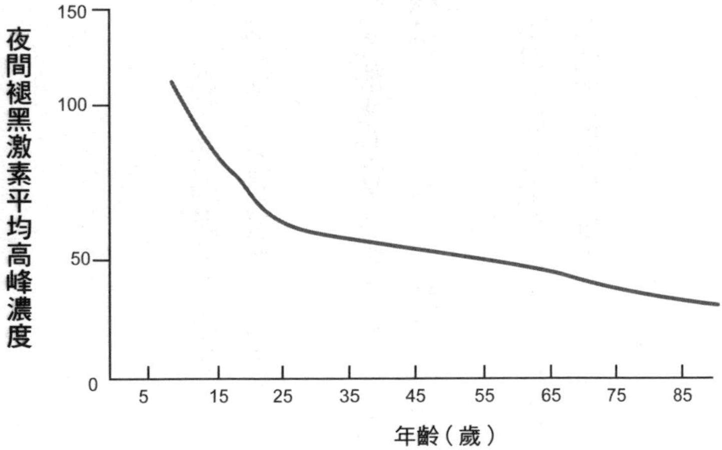
夜間褪黑激素平均高峰濃度
150
100
50
0
5
15
25
35
45
55
65
75
85
年齡（歲）

第四章 時差綜合症候群

我擔任中國醫藥大學國際長期間經常出國，最棘手的問題就是面對「時差綜合症候群」，尤其是飛到美國東部不僅耗時，還必須搭過夜班機，到了目的地後日夜顛倒，苦不堪言！

很多人因為時差，到半夜兩、三點時會自然醒來無法入睡，需要三到五天才能調整好生理時鐘，但我因為有認真調整時差，一、兩天內就可以回復正常作息。

根據研究，年齡越大者，越難調整時差。年齡大於三十五歲、具有焦慮性格的人，或是過度飲酒、睡眠不足者，調整時差的能力都會比較差。

何謂「時差綜合症候群」？

地球總共分為二十四個時區，以英國皇家格林威治天文台為準，往東一個時區加一小時，往西則減一小時。根據統計，往東向或往西向飛行、跨越三個以上時區的旅客，有百分之八十的人會罹患時差綜合症候群。至於南北向的旅程，因為不涉及跨越時區，則對生理時鐘的影響不大。

腦部的視交叉上核具有調節體溫、血壓和心跳的功能，並且掌管人體何時睡覺、何時起床及何時進食。一旦飛行到其他地方，尤其跨越三個時區以上，腦部的視交叉上核機能就會變得混亂，再加上紊亂的生理時鐘，身體和精神狀態便會因此大受影響。

從睡眠階段來看，時差綜合症候群患者的淺層睡眠期增多，睡眠容易被打斷，甚至失眠。由於睡眠效率降低，白天無法集中注意力，也會產生倦怠、頭痛、焦躁、食慾不振、胃腸不適等症狀。

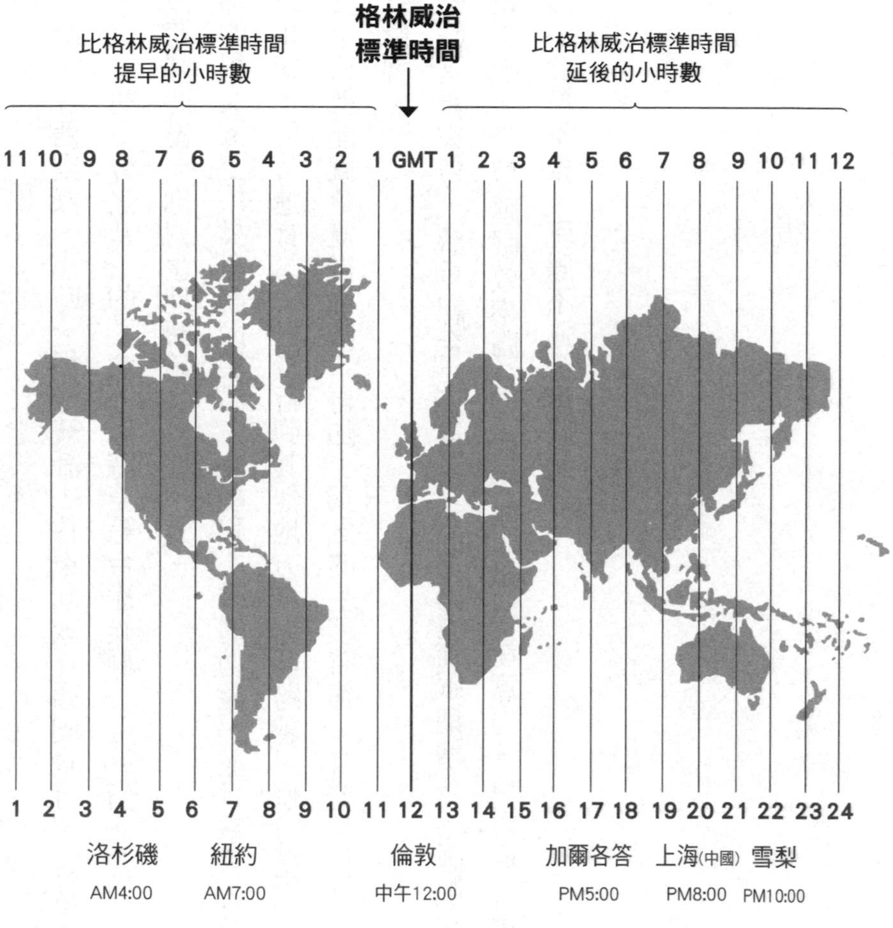
比格林威治標準時間
提早的小時數
格林威治
標準時間
比格林威治標準時間
延後的小時數
11 10 9 8 7 6 5 4 3 2 1 GMT 1 2 3 4 5 6 7 8 9 10 11 12
1 2 3 4 5 6 7 8 9 10 11 12 13 14 15 16 17 18 19 20 21 22 23 24
洛杉磯
AM4:00
紐約
AM7:00
倫敦
中午12:00
加爾各答
PM5:00
上海(中國)
PM8:00
雪梨
PM10:00

時差綜合症候群

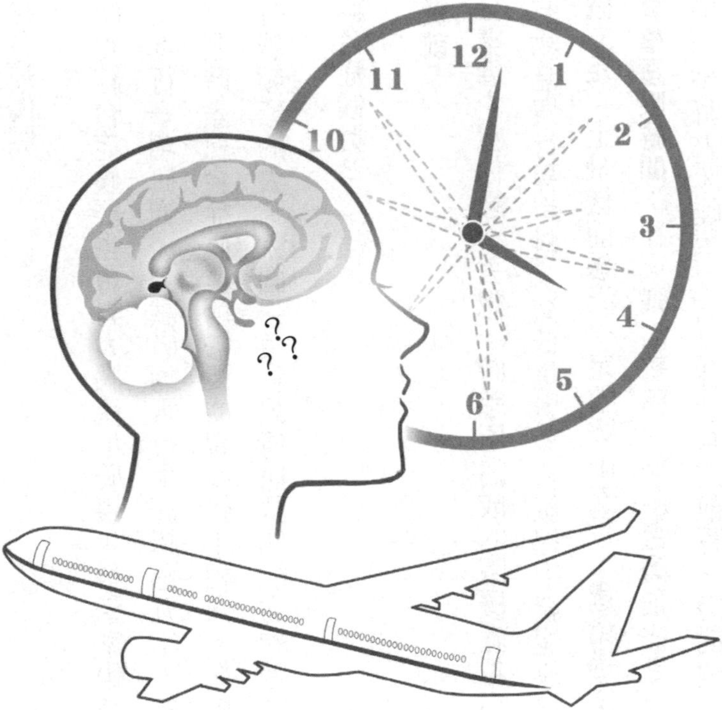

跨越時區飛行，對生理時鐘的影響大

長期罹患時差綜合症傷腦

長期罹患時差綜合症候群也會對大腦產生破壞。科學家們曾針對時常穿梭不同時區的空服員進行一項研究，受試者的飛行生涯超過五年、航線至少跨越七個時區，每個人克服時差綜合症候群所需要的時間皆不相同。從核磁共振攝影中發現，跨時區飛行越頻繁的人，大腦中負責記憶與認知能力的腦區會變得越小。

如何改善時差綜合症候群？

一、上飛機前

● **事前充分準備**：當你越不去想，時差所造成的困擾就越小。啟程前，務必確定已收妥所有物品與行程資料，減低焦慮，在旅程中就能放輕鬆。

● **保持睡眠充足**：上飛機前幾天一定要睡眠充足，避免過度玩樂。

● **三天前調整睡眠時間**：往東飛的航程（如由台灣飛往夏威夷），時間會變短，所以要提早一小時上床睡覺；若是往西飛的航程，時間變多，則延後一個半小時入睡。

● **選擇飛機抵達的時間：**如果停留時間少於三天、時差小於四到六小時，盡量搭乘在白天抵達的飛機，並且在兩邊時區都清醒的時候安排活動。如果時差大於八到十二小時，則安排傍晚或晚上抵達目的地，如此一來，就有一個晚上的緩衝時間休息以調整時差。

● **適量服用藥物：**請醫師開立適量的安眠藥和褪黑激素，可以幫助調整時差。

二、在飛機上

● **調整手錶時間：**上飛機後立即將手錶調為目的地的時間，並以當地時間來調整作息，例如入睡前四到五小時避免強光直射，以利腦部褪黑激素的上升。

● **飲食清淡、適量：**避免吃太油膩的食物或吃得太飽。在當地時間上床睡覺前八小時不要喝咖啡、茶、巧克力等含咖啡因的飲料，但必須補充足夠的水分，防止機艙乾燥造成身體脫水。

● **盡量放鬆、多活動：**選擇自己喜愛的音樂、電影，可以幫助身體放鬆，消除疲勞。若飛航時間超過三小時，不妨在機艙走廊來回行走，或在座位做肩頸、手腳、腰部伸展運動，在不影響他人的情況下，把雙腳抬高。

● **適度的睡眠：**搭乘夜間飛行的航班時，記得穿寬鬆的衣服，使用眼罩、頸墊、吹氣枕頭及耳塞等物品來幫助入睡。

三、下飛機後

● **早、午餐多攝取蛋白質：**到達目的地後，早餐和中餐可多攝取高蛋白質食物，如魚、肉、蛋、奶類。下午兩點前可以喝一些咖啡或茶來提振精神。

● **晚餐多攝取澱粉：**晚上建議多食用含澱粉質的食物，如麵包、甜點等。碳水化合物是色胺酸的來源，可以替代血清素的合成，具有助眠效果。

● **早上醒來後多接觸陽光和光照：**光照可以刺激松果體及下視丘，在白天停止分泌褪黑激素，加速時差的調整，減輕時差症候群。

● **調整作息：**到了當地，白天盡量維持正常活動，即使睡意濃厚也應堅持到晚上再上床睡覺。

第五章　輪班工作睡眠障礙

我有一位朋友是麻醉科主治醫師，為了配合醫院夜間急診緊急開刀的需求，每個月需要值十天的大夜班。雖然值班時間可以由自己排定，但每次看到他時，總覺得像隻生了病的熊貓，一副無精打采的樣子。

另外幾位護理系畢業的朋友，最後選擇不當護理人員的原因，不僅是因為工作壓力大，最重要的是輪大夜班把身體都弄壞了！

事實上，醫生、護士、消防隊員、警察、警衛人員、工廠輪班人員、長途巴士司機和夜間清潔人員，患有輪班工作睡眠障礙的比例都偏高，不少患者因為工作時間日夜顛倒，睡眠時間無法固定、生理時鐘混亂，導致白天睡不著，夜晚工作時也常打瞌睡，睡眠總時數減少，且淺眠、睡不深。

嗜睡也是輪班工作睡眠障礙患者的症狀之一，即使睡了很久，整個人還是昏昏沉沉的，似乎怎麼睡也睡不飽。同時，還可能出現腦功能減退、心情煩躁、動作反應功能較差與事故發生率偏高等情況。

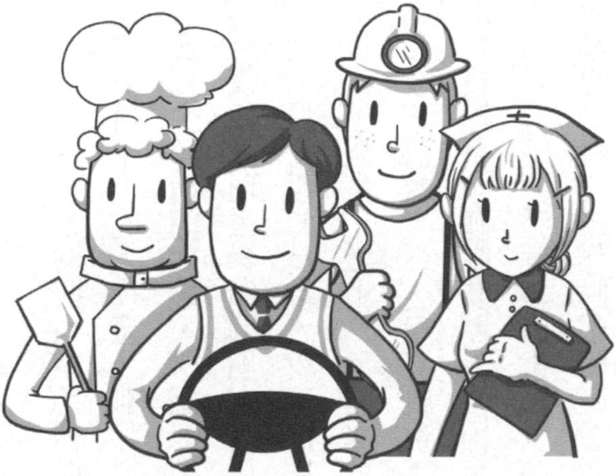

夜班廚師、駕駛、工人、醫護人員

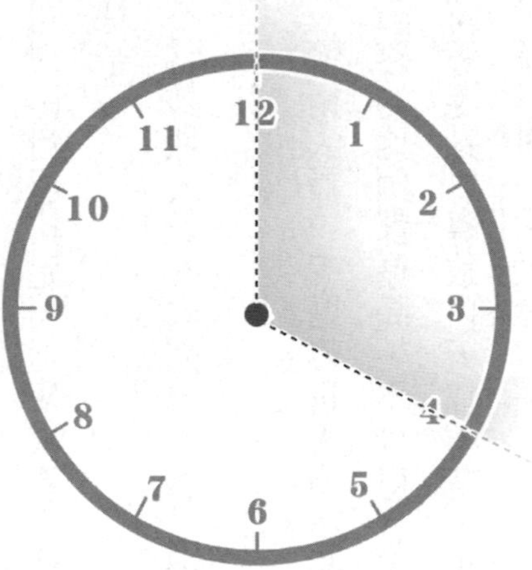

輪班工作睡眠障礙

輪班工作易造成過度疲勞

夜晚工作、白天睡覺的人，不但經常受到日間過多的噪音干擾而無法入睡，有時還得面對與他人作息時間相反所產生的家庭問題，造成過度疲勞，也常常因工作上人力調度困難和不佳的排班狀況，導致超時工作。

輪班工作的形式有很多種，必須依實際輪班工作的情況來調整，例如長久性的大夜班工作，或一星期四天以上皆在夜間工作的人，建議建立自己的日夜週期，並且注意輪完大夜班後，盡量不要在隔天早上及小夜班排班工作，以免影響睡眠週期。

輪班工作睡眠障礙的後遺症

輪班工作常造成睡眠不足，容易煩躁、沮喪或是發脾氣，記憶力衰退、專注力下降。嚴重的話，不僅影響工作表現，也會造成家庭失和。

輪班工作者面臨著潛在的健康問題，研究人員發現，在大夜工作或大夜輪班的人員，容易引起消化功能紊亂，罹患潰瘍的風險也比較高，女性則可能有月經週期不規則的情況發生。

輪班工作者容易因為睡眠剝奪或失眠，造成頭痛、記憶力減退、注意力不集中，影響學習效果，同時也比較容易罹患糖尿病、肥胖、高血壓等代謝綜合症，或發展成心臟疾病。

近來研究發現，在大夜工作或大夜輪班的人員，更容易得到各種癌症，進而影響壽命。與白天工作者相比，輪班工作者的腦部反應和記憶鞏固等表現都偏差了一些。

如何改善輪班工作睡眠障礙？

如果工作時間超過半夜十二點，那就必須要密切留意自己的睡眠狀態，做好因應之道。

一、排班時，盡量不要排連續班

大夜班後隔天接著早班，是非常不好的排班方式。輪完大夜班後應該需要足夠的睡眠時間，否則會因為連續工作、頻繁的睡眠剝奪，對身體或是腦部造成不可逆的傷害。

二、盡量減少大夜班工作的次數

如果值完大夜班後容易調整回正常的日夜週期，那麼就可以盡量限制或減少大夜班的次數。

三、避免頻繁的改變輪班時間

如果一星期上大夜班超過四天，建議盡量不要頻繁地改變輪班時間，才能建立一個屬於自己的日夜週期，例如將睡覺時間固定為早上八點半到下午四點半，並且營造優質的睡眠環境，包括完全沒有光線、安靜、無干擾的睡眠空間。記得關閉電話或將手機調整為靜音狀態，避免睡到一半被鈴聲吵醒，影響睡眠品質。

四、從傍晚班到大夜班

如果先從白班到傍晚班，再從傍晚班到大夜班，生理上比較容易適應，但若從白班直接跳到大夜班，在適應上會較為困難。

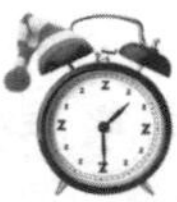

五、睡眠時間充足

如果你必須上大夜班不可，切記保留充足的睡眠時間，避免因通勤而占據睡眠時間。同時值完夜班的隔天早上，千萬不要安排任何約會、活動。

六、保持工作場所的亮度

足夠的光線讓我們知道什麼時候是白天，腦部能夠保持清醒，一旦光線轉弱或消失，褪黑激素會升高，提醒我們的腦部應該準備休息、睡覺。

從事大夜班工作時，周遭環境必須維持足夠的亮度，以抑制褪黑激素，保持腦部的警覺性。

七、小睡片刻

小睡片刻有助於恢復精神，減少意外的發生。不過，跟午睡一樣，小睡時間最好不要超過三十分鐘，睡太久可能會產生睡眠慣性。

八、有失眠體質的人，睡前八小時限制咖啡因

在夜班工作開始前，喝杯咖啡有助於提神、但是工作中如果喝太多咖啡，回到家睡覺時，可能會導致入睡困難。

九、上下班途中避免明亮光線的照射

在上夜班或下班回家的途中，可以戴上太陽眼鏡和帽子，減少陽光的直接照射；如果不需要自己開車回家的話，可以在通勤時戴上眼罩，培養腦內褪黑激素的分泌，有助於入睡。

十、營造沒有光線、安靜的睡眠空間

上完大夜班後，絕對需要睡個好覺。白天睡覺時使用遮光簾或厚重的窗簾，可以營造出沒有光線的睡眠環境，否則即使眼睛閉著，當陽光進入室內，我們的大腦就會判定是白天，導致腦內的褪黑激素分泌不足，雖然身體感覺疲憊、想睡覺，但卻無法進入深層、優質的睡眠狀態。此外，睡覺過程中防止外界噪音的干擾也是必須的。

十一、如果有失眠或嗜睡問題，盡量避免從事大夜班的工作

違反生理時鐘的工作不是每個人都能適應的，如果失眠或嗜睡的症狀持續無法解決，建議可以轉換別的工作。

第六章　熬夜和睡眠不足

現代人普遍睡眠不足

現代人的睡眠時數越來越少，最近有項調查報告顯示，日本東京和韓國首爾的民眾，平均睡眠時間都不到六小時，亞洲現代化都市的人們睡眠不足已成為不可忽視的社會問題。美國每十年進行的一項健康普查發現，一九〇〇年代，美國成年人每天平均睡眠時數為九小時；十年前，睡足八小時的美國成人占了近四成；但是到了現在，只有百分之二十的成年人每天睡足八小時。相較於美國，台灣人的生活步調更是緊張忙碌，加上電子產品和網路的互動頻繁，導致大家花在睡眠的時間相對地就更少了。

兒童多看電視一小時，睡眠時間減少七分鐘

根據美國麻州兒童總醫院及哈佛大學醫學院的聯合研究發現，兒童看電視的時間越長，睡眠時間就越短，平均每多看一小時的電視，睡眠時間就減少七分鐘。

孩子看電視時間過長會造成許多傷害與影響，例如容易過胖、變笨、懶散、被動、注意力降低、扼殺想像力、影響睡眠等。為此，美國小兒科醫學會建議，別讓兩歲以下的小孩看電視，至於學齡前和學齡兒童，在綜合多方專家建議後，我認為平日下課後，看電視不應該超過一小時，假日也應該盡量不要超過兩小時。

行爲偏差的學童，通常睡眠時間不足

美國匹茲堡大學醫學院在調查睡眠與行為偏差孩童的關係中發現，許多行為偏差的兒童，平日睡眠時間平均只有六小時，週末則增加至七小時，嚴重低於專

家建議的九小時，這其中有很大比例是因為父母的教養問題，他們沒有要求學童要提早上床睡覺，而這些缺乏睡眠的孩子常感到無助，並且容易染上抽菸、喝酒的習慣，甚至吸毒。

老人睡眠不足，死亡率升高

老年人褪黑激素在夜晚嚴重不足，常常導致睡眠不足的情況發生，但由於他們大多沒有工作的壓力，加上一般人普遍認為年長者不需要長時間的睡眠，所以老人睡眠不足的問題也容易被忽略。

事實上，睡眠不足不僅會加速身體老化、減少壽命，還會造成老人的記憶缺損、加速記憶喪失。研究統計，平均每天睡不到六小時的老年人在六十五歲前死亡的機率比每天睡足八小時者高出百分之十二，所以老年人更需要好的睡眠來延緩退化的速度。

長期熬夜容易生病

長期熬夜會導致免疫功能嚴重下降。當我們熬夜到凌晨三點，血液中的自然殺手細胞就減少了百分之三十，僅存的白血球活動力也會變差，造成免疫力下降，自然容易生病。長期熬夜或睡眠不足，會造成頭肩頸痠痛、憂鬱、焦慮，也使得肥胖、糖尿病、心血管疾病、中風、癌症的罹患風險增加，提高死亡率。

你的睡眠時間夠嗎？

當我們睡眠充足、睡眠品質良好時，大腦會在七到八小時之後自動醒來，尤其是當外面天色已經轉亮時，無須靠鬧鐘叫醒就能自動起床。所以，如果你需要睡到九小時才起床，有可能就是睡眠品質出了問題。

如果躺上床後三分鐘內馬上睡著，有可能是睡眠不足和睡眠品質不佳，因為過於疲累才會馬上入睡。此外白天容易打呵欠、打瞌睡，需要大量咖啡或茶維持清醒，甚至每天一定要午睡，到了下午才有精神，這也是熬夜或睡眠不足的現象之一。

每天必需的睡眠時數

一～三歲	十二～十四小時
三～五歲	十一～十三小時
五～十歲	十～十一小時
十～十七歲	八點五～十小時
十八歲以上	七～九小時

◎資料來源參考美國國家睡眠基金會

養成準時上床睡覺的習慣

● **衡量自己所需的睡眠時間：**每個人的睡眠需求不同，重要的是了解自己的需要。建議設定一個適合自己的就寢和起床時間，不要任意增減睡眠時數。通常睡太久可能是睡眠品質出了問題，但也有可能是因為過久的睡眠，讓我們感到昏昏欲睡。

● **固定起床時間，回推就寢時間：**例如你必須早上七點起床，而需要的睡眠時間為八小時，所以必須控制自己在晚上十一點前上床睡覺。

● **最佳就寢時間是晚上九點到午夜（輪夜班者除外）：**與午夜後兩小時才就寢的睡眠相比，午夜前一小時就寢的睡眠效率與品質會好很多。

● **提醒自己，健康人生從睡眠開始：**唯有獲得良好的夜間睡眠，才能維持心血管健康，擁有好的記憶力，遠離憂鬱、焦慮。

● **做好時間管理，切勿影響就寢時間：**事先規劃好哪些事情需要在清醒的時限內完成，需要多少時間完成，提高自己的工作效率，以達到準時睡覺的目標。

● **養成就寢前的良好習慣，可以幫助頭腦和身體放鬆：**例如將燈光轉暗、刷牙、溫水淋浴或冥想等。睡前不看電視或上網，也不建議在臥室裡使用電子產品，以免干擾睡覺；然而，讀書是有幫助的，可以幫助更快入睡。

定時且充足的睡眠讓我們的生活品質更好，培養出更積極的生活態度，以及創新的思維，以此作為動力，也會幫助我們繼續維持良好的睡前習慣。

第七章 白天打呵欠、打瞌睡或嗜睡

千萬別將白天打呵欠、打瞌睡或早上爬不起來視為理所當然的事情，其實那是前一晚睡眠不足或睡不好的結果。

雖然打瞌睡有助於恢復和修補昨晚的睡眠，但睡眠不佳會對腦神經和身體形成慢性傷害，如同慢性自殺。尤其幼兒和青少年正逢發育時期，做父母的別輕忽了小朋友白天打呵欠、打瞌睡所潛藏的夜間睡眠問題。

除了失眠、打鼾、時差、睡眠時間紊亂、睡眠不足或熬夜之外，造成白天打瞌睡的常見原因還包括以下幾種：

一、睡眠呼吸障礙或合併扁桃腺肥大

睡眠呼吸障礙泛指打鼾、上呼吸道阻力綜合症、阻塞性低通氣綜合症和阻塞型睡眠呼吸中止症。

在夜間睡眠的過程裡，小孩子每小時呼吸中止的次數只要大於一次，便可初步診斷為睡眠呼吸中止症；成人則是每小時呼吸中止次數大於五次，才會被診斷為睡眠呼吸中止症。睡眠呼吸中止症的患者，常見的症狀是打鼾、睡睡醒醒、睡眠時一直翻身，甚至出現磨牙現象。嬰孩除了以上症狀之外，也會有睡夢中容易哭鬧的情況，大人常誤以為是作噩夢而輕忽，殊不知這可是干擾睡眠的原兇之一。

打鼾是「阻塞型睡眠呼吸中止症」最主要的症狀，罹患的兒童以兩歲到六歲居多，他們的扁桃腺較正常人肥大，躺下睡覺的時候，扁桃腺很容易將呼吸道阻塞住，造成夜間打鼾、上氣道阻力增加、阻塞性低通氣症，甚至引起阻塞型睡眠呼吸中止症，有些孩子還會出現夜間頻尿或尿床的狀況。

兒童「阻塞型睡眠呼吸中止症」嚴重的話，甚至會影響認知能力的發展，因為它讓患者腦部在睡眠時無法獲得足夠的氧氣，進而影響腦部的正常運作和記憶。若只是因扁桃腺較肥大，當切除扁桃腺、呼吸道暢通後，大部分症狀即可獲得明顯改善。

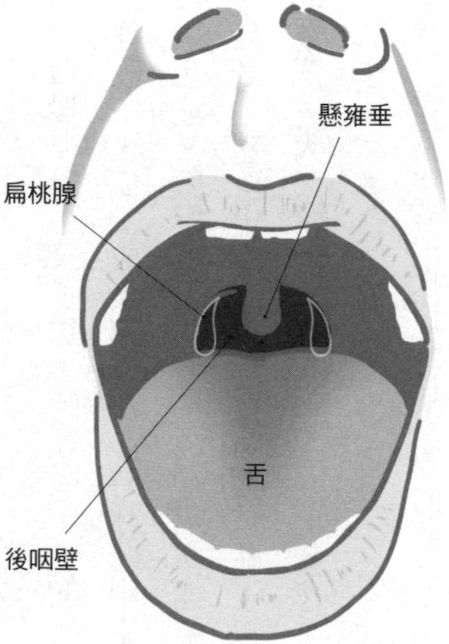

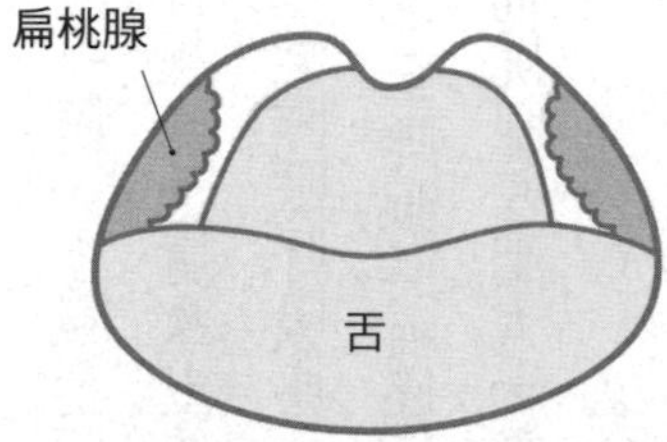

扁桃腺正常

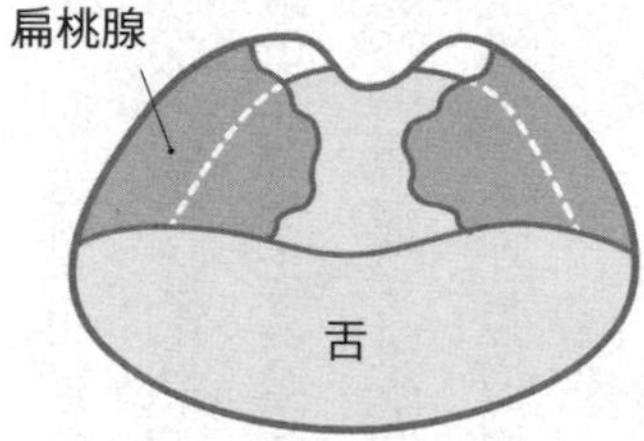

扁桃腺肥大

二、肥胖

肥胖兒童或成人口咽部位的軟組織過於肥厚，會影響呼吸時空氣的進出，尤其在睡覺時，口咽部位因肌肉放鬆塌陷而更顯狹窄，呼吸時容易阻力加大或阻塞，甚至影響深層睡眠期，造成白天精神不濟或嗜睡，上課時打瞌睡，注意力不集中等情況。

三、兒童睡眠量不足

兒童所需的睡眠量比成人更大，若有效睡眠時數或睡眠的質量少於所需時，即可能造成睡眠不足、淺眠或失眠。其中，常見的原因有：

- **入睡方式不良：**父母習慣抱著孩子，哄他們睡著後再放到床上，導致兒童無法單獨入睡。睡前從事激烈活動、緊張的遊戲，或是看了恐怖的故事書、過於亢奮的電視節目等，也會使孩子難以入睡。
- **生理因素：**因為隔天大考的壓力而睡不著，或是睡前肚子餓、吃太飽、身體不適等，都可能導致入睡困難或淺眠。

●**環境因素：**缺乏安靜舒適的睡眠環境，例如四周聲音嘈雜、室內燈光太亮、室內溫度過熱或過冷、濕度太大、床鋪不舒適、房間太擁擠等，都可能造成睡眠不足、淺眠或失眠。

●**睡前食用刺激性食品：**例如睡前喝茶、咖啡、可樂，或是食用巧克力等都會影響入睡。

●**白天活動量不足：**如果白天有充分的活動量，孩子晚上會按時就寢且較容易入眠，足夠的運動量可幫助深層睡眠；相反地，活動力不足則會造成淺眠或失眠。

●**睡眠時間紊亂：**孩子白天打呵欠、打瞌睡，往往是平時沒有規律的睡眠習慣而導致。很多青少年週一到週五睡眠時間不足，到了假日賴床或睡到中午才起床，造成睡眠週期往後延，週日夜晚無法在正常時間入睡，加上隔天必須早起上學，因此週一上課打瞌睡的學生特別多。家長應該要多加留意，不要讓孩子在收假前一晚因為上網、看電視而太晚睡覺，影響正常的作息時間。

睡眠具有規律的週期性，如果發現孩子有暫時性失眠問題，應該即時進行矯正，讓他們養成規律的睡眠習慣，就能克服失眠的困擾。如果孩子上課常打瞌睡，父母也無須加以苛責，因為這表示孩子的身體或睡眠出了問題，幫助他們找出問題、解決問題，才是治本之道。

四、發作性嗜睡病

有極少數白天忽然睡著的人，可能罹患發作性嗜睡病（Narcolepsy），又名猝睡症。患者在白天突然忍不住地想睡覺，而且無法以意志維持清醒的狀態，一天內可能發生數次，有時在患者也不知道的情況下，無預警地昏睡或猝倒。這時候應該把患者叫醒，因為發作性嗜睡病發作時的睡眠對猝睡症患者並沒有什麼幫助。

你嗜睡嗎？

請根據自己的情況，填寫下列嗜睡量表，計分方式為：0=從不打瞌睡；1=偶爾打瞌睡；2=常常打瞌睡；3=必定打瞌睡。

嗜睡量表

1. 坐著看書時 □0 □1 □2 □3
2. 看電視時 □0 □1 □2 □3
3. 坐在公共場合中不動時〈看電影、開會〉 □0 □1 □2 □3
4. 連續開一個小時的車（不包含自己開車） □0 □1 □2 □3
5. 下午躺下來休息時 □0 □1 □2 □3
6. 坐著與別人談話時 □0 □1 □2 □3
7. 午餐後靜坐時（沒有喝酒的情況下） □0 □1 □2 □3
8. 坐在車內交通停頓幾分鐘時 □0 □1 □2 □3

嗜睡量表的分數從0到24分，當總分大於10分，表示有白天嗜睡的問題，應尋求睡眠專科醫師協助。若合併有夜間打鼾、鼾聲中斷或呼吸停止，可能患有睡眠呼吸中止症、夜間淺眠或其他睡眠疾病。

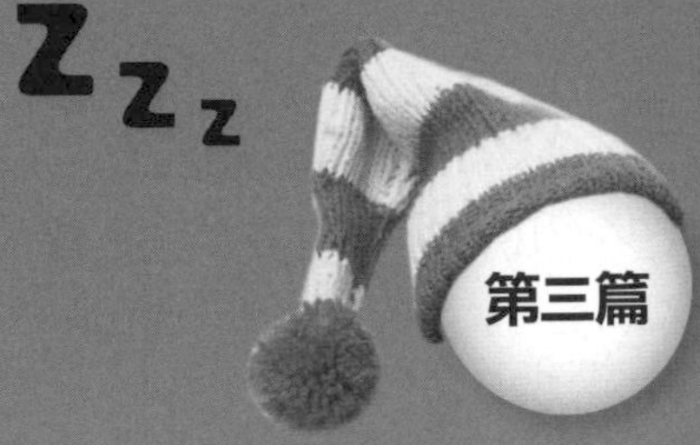

第三篇

健康出問題，都是「睡不好」惹的禍！

第一章　想改善憂鬱和焦慮，一定要睡好

陳小姐在台灣一家知名外商擔任祕書，幾個月前被醫生診斷出罹患憂鬱症，除了服用抗憂鬱藥物之外，她也嘗試好幾種不同的治療方式，例如心理諮商、學禪修、練瑜伽等，但絲毫沒有任何改善。她平日睡眠的時間不是很固定，上班日只睡三個小時，假日睡超過十二個小時，但是一直都是睡睡醒醒，無法一覺到天明。

每次只要前一晚失眠，陳小姐憂鬱的情況就會變得更嚴重，甚至產生輕生的念頭。後來經由朋友介紹，她接受睡眠門診和助眠行為治療，改善了失眠、淺眠和不良的睡眠習慣，憂鬱症狀竟也隨之好轉，服用抗憂鬱藥物的劑量也逐漸減少。

原來陳小姐兩年前轉職到外商公司上班後，工作壓力暴增，開始睡不安穩，

後來失眠情況加速惡化，引發了憂鬱症。

現代人生活步調快、工作壓力大，導致精神緊張，罹患憂鬱症或有憂鬱傾向的人也越來越多。

「憂鬱症」又稱「憂鬱性情緒失調」，是多種不愉快情緒綜合而成的心理狀態，例如憂愁、悲傷、消沉等，主要是因為大腦中神經傳導與化學物質不平衡所引起。憂鬱症患者常常容易脾氣暴躁、疲倦、注意力無法集中，思考速度變慢，對於周遭的事物漠不關心，甚至否定自己的存在。

二〇〇二年衛生署國民健康局所做的調查發現，十五歲以上的民眾，百分之八點九有中度以上憂鬱，百分之五點二有明顯的重度憂鬱，其中女性占百分之十點九，是男性的一點八倍。

憂鬱症不僅涉及情緒、精神問題，也會影響身體機能的運作，例如失眠、食慾不振。有些失眠是罹患憂鬱症所導致，而有些人則是慢性失眠最後合併憂鬱症。我有位長輩林媽媽，二十年前因為婚姻觸礁，長期處於情緒低落的狀態，晚上常常無法入眠，安眠藥越吃越多，人也越來越瘦，對所有事情都提不起勁來。憂鬱症在當時社會並未受到重視，她也是近幾年才開始看身心科，在醫生的指導下調整睡眠，漸漸地不用靠安眠藥入睡，憂鬱症的問題也隨之改善，只是十幾年來累積的身體傷害，一時之間很難完全恢復。因此，慢性失眠合併憂鬱症患者一定要及早接受治療，以免造成無法挽回的傷害。

失眠加重憂鬱和焦慮

台灣睡眠醫學會在「國人睡眠前後心理情緒調查報告」中指出，約有三成的失眠者情緒偏向負面。加州大學柏克萊分校和哈佛大學醫學院利用功能性磁共振攝影，針對二十六名志願受試者的腦部活動進行掃描，結果發現，兩天兩夜不睡覺的受試者，腦部裡面掌管恐懼、逃離和打鬥的區域呈現過激反應。

一般人必須有足夠的睡眠才能維持腦部功能的正常運作，但是，對於焦慮症患者來說，他們腦部的神經元所釋放的興奮性神經傳導物質特別多，會直接影響睡眠。

輪班工作者小心罹患憂鬱症

二〇一三年，伊朗的研究發現，從事需要輪班工作的人，經常會有睡眠不足或睡眠剝奪的情況發生，導致日夜週期混亂，工作壓力增加，身體多處於慢性發炎的狀態，罹患憂鬱症的危險性也隨之提高。

憂鬱症患者的睡眠經常受到干擾

在腦部研究中發現，憂鬱症患者的睡眠經常會受到干擾，導致晚上的睡眠狀態無法持續，常常會半夜醒來。觀察憂鬱症患者從清醒狀態轉換到非快速動眼睡眠期或快速動眼睡眠期，腦波表現與一般人不太一樣。

正常人的腦波是從清醒進入到非快速動眼時期、快速動眼時期；部分憂鬱症患者的腦波則是從清醒直接跳到快速動眼睡眠期，有時候沒有經過非快速動眼時期。

由於快速動眼時期會讓管理情緒的神經活躍，甚至強化負面情緒，所以當憂鬱症患者在這個時期停留的時間較一般人多出兩倍，很容易在後半夜陷入多夢、

淺眠的狀態，或覺得自己的睡眠品質不好。

找出壓力源，改善焦慮性失眠

當壓力來臨時，大腦會產生各種神經訊息，傳遞到身體各個系統，產生出各種變化，例如內分泌、免疫系統會因為壓力而產生反應，透過種種情緒、行為表現出來。

在臨床上常見的焦慮性失眠，大多是因為精神壓力過大或是工作、環境遽變等因素，導致反應強烈、緊張不安，甚至持續發生頭痛、身體不適、失眠的情況，例如夜晚多夢，無法進入深層睡眠，甚至連入睡都有困難。

針對較嚴重的焦慮性失眠症患者，建議不妨檢視一下壓力源，它可能來自工作、考試或戀愛、交友等人際關係，必要時應尋求專業醫生的協助。同時，也可以在生活中做一些調整，例如睡前試著放下工作、放下所有的擔心，徹底放空，告訴自己一切等明天再說，或是在睡前想像一些愉悅的事情。至於瑜伽、打坐、慢跑或是快走也可以幫助舒緩心中的壓力。

第二章 記憶力差、注意力不集中、學習力低落，原來是睡不好

張同學目前就讀國小五年級，兩年前因為上課無法專心、總是在位子上動來動去，並且有讀寫方面的障礙，所以父母便帶他前往醫院精神科求診。後來醫師確診他罹患「注意力缺陷過動症」，也就是大家常聽到的「過動兒」。往後，張同學除了定時服用藥物，也參加感覺統合的課程，並且在父母的鼓勵下，加入學校游泳校隊，藉此發洩多餘的精力。

兩年過去了，張同學過動的症狀似乎沒有太大改善，仍然記憶力不好、上課時也不容易專心，常常與同學發生衝突，需要依賴藥物才能控制言行。

在一次偶然的機會裡，張媽媽聽說許多過動兒伴隨著睡眠問題或睡眠呼吸障礙，很容易被誤診，她便想起晚上睡覺時，常常聽到睡在隔壁房間的兒子鼾聲大作，有時還半夜驚醒，呆坐在床上無法入眠，所以她特地帶著兒子來找我，想知

道這種情況是否需要治療。

我安排張同學到睡眠中心進行睡眠檢查，確認他患有嚴重的睡眠呼吸中止症，夜晚的睡眠結構破碎不堪而不自知。

我向張媽媽詢問了他的睡眠習慣，發現張同學平日下課後先去安親班待到八點，回到家洗完澡、上床睡覺時往往已經接近十一點了，而隔天早上六點就得起床，到學校參加游泳練習。

了解張同學的生活作息之後，我建議他除了佩戴連續式正壓呼吸輔助器來治療打鼾之外，還要增加睡眠時數，每天睡足九個小時。幾個月後，張媽媽說兒子的睡眠狀況的確改善許多，半夜也不會再聽到如雷震耳的打鼾聲，而且更重要的是，他的過動症狀竟然逐漸好轉，再也無須依賴藥物了。

學童上課打瞌睡，是睡眠障礙造成的

根據美國聖約瑟夫大學心理系在二〇〇八年的研究報告中指出，約有百分之二十五到四十五的兒童和青少年有睡眠障礙，而最常見的睡眠問題是上課打瞌睡。

一般來說，學齡兒童（五至十歲）每天需要平均十到十一個小時的睡眠，青少年（十至十七歲）所需的睡眠時間約為八點五至十個小時，不過許多學齡兒童因為忙於課業、才藝活動，加上父母工作忙碌，無暇督促孩子的睡覺時間，就寢時間大多偏晚，睡眠時數也往往不足。

除了睡眠時數外，睡眠品質也很重要。好的睡眠品質應該有足夠的深睡期和快速動眼睡眠期，夜間沒有打鼾、缺氧或半夜驚醒的現象。如果睡眠時間足夠、睡眠品質良好，孩子白天上課應該會精神飽滿；若是在課堂中打瞌睡，九成以上都是睡眠出現了問題，容易造成注意力不集中、學習成效差，甚至行為偏差。

美國辛辛那提大學醫學院曾在二〇〇八年的小兒心理精神期刊發表一項研究，比較了一週睡眠時間六點五小時和一週睡眠時間十小時的兒童，結果顯示，前者多有嗜睡、注意力不集中的問題，並且會有不順從的反抗行為，個性也較為煩躁不安。

兒童睡眠呼吸障礙引起注意力缺陷過動症

注意力缺陷過動症（Attention deficit hyperactivity disorder，ADHD）是兒童常見的精神失調，約有百分之三至五的七歲以下兒童會出現類似症狀。注意力缺陷過動症主要包括上課不專心、靜不下來、無法抑制自己的衝動、常常坐立不安，此外話很多、常打斷別人，且愛辯駁、容易分心、健忘，閱讀時時常跳行或讀寫錯誤，缺乏組織能力，社交能力也普遍低落。

二〇一一年，我和丁化醫師、王理教授在睡眠呼吸期刊發表了一項研究，從一百三十八名兒童的睡眠檢查中發現，患有睡眠呼吸中止症的兒童，深層睡眠期較少、血氧飽和濃度也較低；如果是患有中、重度睡眠呼吸中止症的兒童，則容易出現退縮、抱怨、焦慮、憂鬱等負面情緒，人際關係也有嚴重的問題。

與沒有過動症的兒童相比，注意力缺陷過動症兒童白天嗜睡率較高，由此可推論出過動症兒童的夜間睡眠會伴隨著某些睡眠問題。另一項研究則發現，百分之五十的過動症兒童都有睡眠呼吸障礙，包括打鼾；也有研究指出，百分之八十一有習慣性打鼾且罹患過動症的孩子，如果能有效治療打鼾，便可以減緩過動的情況。

睡眠時間不足，影響記憶和智力表現

在競爭激烈的社會壓力之下，青少年被繁重的課業追著跑，經常晚睡早起，因而壓縮了睡眠時間。睡眠時間不足，不僅上課容易打瞌睡、注意力不集中，也會影響記憶鞏固的能力。

許多人習慣在考前臨時抱佛腳，熬夜念書，此時雖然短期記憶會因為閱讀時間拉長，讓隔天考試獲得較高的成績，但卻容易造成長期記憶無法鞏固，對學習與記憶不僅沒有幫助，還會影響智力的表現。

史丹福大學的研究發現，長期熬夜或睡眠不足會減低學生智力的表現，導致學生動作反應遲鈍，數學計算測驗容易出錯。總括來說，長期熬夜或睡眠不足會讓孩子學習的整體效率較差，因此想要提升學習效果，就要從改善睡眠著手。

睡眠是記憶的重要過程

很多人認為睡眠的過程是一片空白，但事實上，藉由睡眠可以加強我們的記憶。

二〇〇五年，羅伯特教授匯集各方的研究成果，在《自然》（nature）雜誌中提出了睡眠的記憶鞏固機制。「記憶鞏固」指的是記憶穩定的過程，透過這個過程，記憶變得牢固，不再容易被干擾或消失。這些過程都是無意識、自動發生的，讓記憶變成持久的、最佳的整合記憶。

想要留住比較長期的記憶，必須要有一段足夠的睡眠時間；換句話說，睡眠是把記憶儲存到腦部很重要的過程。記憶的類型不只一種，比如「食物味道如何？」、「怎麼騎自行車？」、「哪位名人說了什麼話？」要回答上述這三個問題，就必須擷取我們曾學過的知識和已儲存的記憶才能辦得到。

我們大腦裡有多重記憶系統，將不同種類的記憶分門別類地以不同形式儲存到大腦，包括能幫助鞏固知覺技能程序記憶、運動技能程序記憶、陳述性記憶和複雜認知程序記憶。這些程序記憶都必須依賴良好的睡眠來建立。

睡眠的記憶鞏固機制

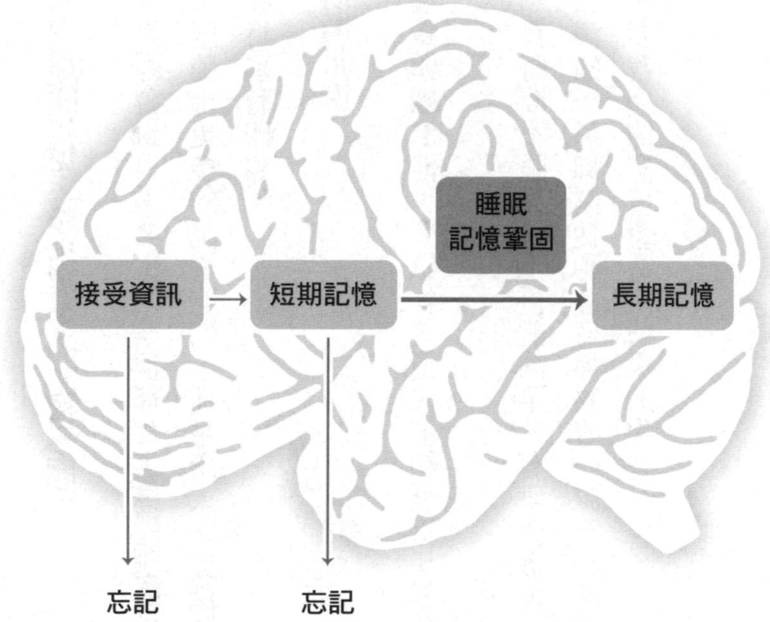

睡眠幫助大腦鞏固、清除記憶，騰出更多的記憶空間

人在睡眠時，大腦會對白天發生的事情進行選擇性刪除或重複儲存，如此一來，便可以幫助大腦騰出更多的記憶空間。通常讓人印象深刻的事情或情感較深的物品，會讓大腦特別有印象。

睡眠被剝奪時會損傷記憶

睡眠剝奪會導致頭腦混沌、間歇性失憶、情緒低落、易怒，對大腦和認知系統造成影響。

對人類來說，長時間不睡覺是不可能的事。有研究發現，當睡眠時間被剝奪得越長，腦中所分泌的一種抑制性神經傳導物質「腺苷」的濃度就會越來越高，高濃度的「腺苷」對我們的記憶會造成嚴重的損害。

睡眠障礙傷害腦部

一般嚴重打鼾或睡眠呼吸中止症的患者，倘若沒有接受有效的治療，在三十、四十歲時，身體受損的症狀可能還不太明顯，只有類似血壓偏高、胰島素阻抗較高或痛風等小毛病，但到了六十、七十歲，則很有可能誘發老年痴呆與記憶衰退。

二〇〇六年，美國國家科學院從老鼠的實驗中發現，如果長期處在間歇性低氧狀態，罹患老年痴呆症的風險就會提高。許多老年疾病的發生，往往都有一個共同原因，那就是睡不好。

通常婦女停經後，睡眠呼吸障礙的發生率和嚴重度也會急速增加。一項聖地牙哥的研究發現，睡眠呼吸障礙，包括嚴重打鼾或睡眠呼吸中止症，會持續損害停經後婦女的認知功能。

嚴重打鼾或睡眠呼吸中止症，對聽力造成損害

「重聽」指的是聽力減退，一般正常人可以聽到小於十五分貝的聲音，如果聽力損失超過二十五分貝，稱為輕度的聽力障礙，損失超過七十分貝則屬於重度聽力障礙。義大利的一項研究發現，嚴重的睡眠呼吸中止症是造成聽覺功能障礙的因素之一。內耳的神經衝動和聽力的傳導機制皆高度依賴氧氣供應，一旦氧氣不足，聽覺中樞就會受到損害。

有嚴重打鼾或睡眠呼吸中止症的患者，聽覺中樞功能會變差，平均比健康人差上六分左右，若同時患有中央型肥胖，聽覺中樞功能會比一般人差到十分以上。由於聽力受損屬於不可逆的傷害，一旦損害，就無法回復，而隨著年紀越大，聽力只會越差，不會越好，因此保護聽力，絕對是預防勝於治療。

如何預防聽力受損？

- **避開噪音：**噪音是聽力受損的主要原因，它不但會損害耳朵裡脆弱的聽覺

毛細胞，更會對聽覺造成無法修復的損害。

● **戴耳塞和靜音耳罩：**當噪音大於八十五分貝時，應佩戴耳塞和靜音耳罩以隔絕噪音。

● **避免音量過高：**使用耳機或音響時，務必留意音量選擇。

● **防止噪音，從居家做起：**選用低噪音家電，例如靜音吸塵機，並且安裝隔音窗。

● **改善睡眠呼吸中止症：**避免腦部缺氧，傷害內耳的聽力傳導功能。

● **預防糖尿病、肥胖：**美國波士頓婦女醫院觀察近六萬八千名女性後發現，體重過重及腰圍過粗的女性，若缺乏運動，聽力喪失的風險將提高百分之十一到二十七。糖尿病患者聽力受損的風險則是一般人的二點一五倍。

● **補充維他命：**每天服用綜合維他命及維他命C、E，可以活化聽神經細胞。

● **保持運動習慣：**美國貝拉明大學研究發現，體能較佳的人，通常擁有較好的聽力敏感度，這也就是說，保持運動習慣可以有效地減緩聽力退化。

第三章 睡個好覺，遠離疼痛

四十七歲的劉女士在北部一所大學擔任助理教授，平時除了上課之外，也參與不少研究計畫。雖然生活忙碌，她還是相當注重維護自己的健康，不但三餐飲食清淡，還定時上健身房運動，只是看似保養得宜的她仍然飽受頭痛之苦，尤其是早上，頭痛的情形常常發生，每次都得趁下課時趕忙吞幾顆止痛藥，再配上一杯咖啡來舒緩。

為了改善頭痛的情況，劉女士看遍了各大醫院及中醫診所，也試過針灸、按摩等各種不同的治療方式，症狀卻不見改善。後來學校另一位老師建議她去睡眠門診檢查看看，是否因為晚上睡不好而導致頭痛。

劉女士一開始對同事的建議一笑置之，因為她晚上經常一覺到天明，很少失眠。直到後來頭痛的狀況越來越嚴重，她心想光靠止痛藥也不是辦法，於是抱著姑且一試的心態去醫院掛睡眠門診。在經過一連串的檢查之後，她被診斷出患有

「睡眠呼吸中止症」，夜晚睡覺時每分鐘呼吸中止高達四十次！這個結果令她感到相當意外。

在醫生的建議下，劉女士夜晚睡覺時開始戴上防止睡眠呼吸中止的牙套，雖然一開始非常不習慣，但漸漸地，她發現自己的睡眠品質原來可以這麼好，一整天都精神奕奕，下午也無須靠咖啡或濃茶來提神。更重要的是，原本擾人的頭痛竟然不藥而癒！

早晨頭痛的人，百分之二十二患有睡眠呼吸中止症

早上頭痛，常常是因為熬夜或睡眠不足、睡不深、睡不好所造成，或是「睡眠呼吸中止症」引起的。

根據國際頭痛疾病的研究，睡眠呼吸中止症所引起的頭痛，多半出現在早晨剛睡醒時，頭痛症狀隨著嚴重程度而不同。研究也顯示，早晨有頭痛現象的人，百分之二十二患有睡眠呼吸中止症，百分之二十六則是因為失眠的緣故。睡眠時間越短，發生偏頭痛的比例也就越高。

「睡眠呼吸中止症」是造成某些人長期頭痛的主要原因，腦部外圍的肌肉因睡眠呼吸中止無法放鬆，或是腦部短暫缺氧，繼而引發疼痛。

很多人早上頭痛時，第一個直覺就是吃止痛藥，但藥物並不能根本解決睡眠呼吸中止症所造成的頭痛，因此建議針對睡眠呼吸中止症進行治療，例如減重、側睡、戴防止睡眠呼吸中止的牙套或使用連續式正壓呼吸輔助器，經過治療後，頭痛問題也就不再如影隨形了。

除了睡眠呼吸中止症、失眠，以及慢性睡眠紊亂症「睡眠相位後移症候群」所造成的頭痛之外，在臨床上還有一種「原發性睡眠頭痛」。患者大部分是五十歲以上的中、老年人，通常發作時是兩側性的頭痛，有時也會伴隨著噁心感。頭痛發作的時間相當固定，大多在夜間，每次約五分鐘到一小時不等，嚴重時會痛到醒來，無法再入睡，進而影響到睡眠品質。

美白防曬，小心失眠又痠痛

我曾遇到一位年輕、皮膚白皙的正妹，長期為肩頸痠痛所苦。我問她：「妳是不是從來不曬太陽、不出戶外運動？比較淺眠？很容易睡到一半就醒來？」

她一臉驚訝地說：「教授，你好神喔，怎麼都知道！」

「小姐，我沒妳想的那麼厲害！妳的肩頸之所以痠痛，應該是因為妳怕曬黑，所以完全不曬太陽、不走出戶外運動，導致褪黑激素分泌不足，影響夜間睡眠，連帶地也引起肩頸痠痛！」

有句話說「一白遮三醜」，許多女孩子為了維持白皙的皮膚，對陽光避之唯恐不及，就連在辦公室時也把窗簾緊閉，盡可能避開太陽的照射。

其實太陽光可以促進血清素的分泌，同時抑制人體褪黑激素分泌，維持白天的清醒。

我建議這位不想曬黑的女生，可以在臉部塗上防曬乳液、做好各種防曬措施，然後早上打開辦公室窗簾，或走出戶外運動迎接陽光，同時在溫和的陽光下停留半個小時到一個小時，釋放皮膚層裡的一氧化氮，更有助於身體健康。

後來她聽從我的建議，適度地接觸陽光，淺眠的問題因此改善，肩頸痠痛也不藥而癒了。

睡個好眠，遠離肩頸痠痛

睡眠過程有一個很重要的作用，就是讓全身肌肉達到放鬆狀態，尤其在進入非動眼睡眠期第三、四期的深層睡眠，或是快速動眼期，肩頸原本緊繃的肌肉都會產生明顯放鬆。

現代人成天在電腦前工作、低頭滑手機，讓身體長時間維持在同一個姿勢，導致肩頸肌肉一直處於緊繃的狀態，造成痠痛。一旦睡眠品質不好，肌肉在夜裡得不到徹底放鬆，肩頸痠痛的問題也會因此加重，隔天起來更是疼痛難忍，接著因為疼痛而無法休息，變成惡性循環。

有些人習慣用貼布或是直接服用藥物來止痛，但這並不是治本之道，唯有找出疼痛原因，才能對症下藥。此外，養成良好的姿勢也相當重要，例如使用電腦時，螢幕的高度應與眼睛平視，坐姿端正，每隔一個小時就應該起來活動一下，不要一直盯著螢幕動也不動。

建議患有長期肩頸痠痛的人，不妨先從解決睡眠障礙做起。只要擁有一夜好眠，肩頸痠痛的問題很可能就會不藥而癒。

第四章 除了營養過剩、運動不足，睡不好也是肥胖主因

肥胖一直是現代人關注的議題，為了解決肥胖問題，人們不斷地鑽研食物熱量和運動健身，殊不知，睡不好也是造成肥胖的元兇之一。

小美是一個社會新鮮人，去年剛從美國畢業回國，目前在一家貿易公司擔任業務助理。本身屬於易胖體質的她，熱愛美式食物，所以身高一百六十公分，體重卻直逼八十公斤！為了減肥，她下定決心三餐只吃燙青菜以及水煮雞胸肉，完全不碰澱粉，點心則以芭樂、蘋果等低糖分水果為主，口渴時就喝白開水或黑咖啡。

由於小美平時就比較淺眠又習慣晚睡，再加上挨餓減重，晚上常常因為肚子餓而無法入睡，半夜也會餓醒，導致睡眠中斷。一個月後她雖然瘦了七公斤，但臉色卻變得蒼白，上班常常精神不濟、注意力無法集中，工作表現更是一落千丈。

某天早上，小美在等公車時突然昏倒，緊急送醫後發現是減重過度加上睡眠

不足，導致低血糖和暈眩。

在醫生的建議下，小美參加了醫院的減重訓練班，學到如何吃對食物又不會挨餓，以及搭配適度的運動來消耗脂肪、提高基礎代謝。另外她也從家庭醫師那裡得知，充足、優質的睡眠是減重的必要條件之一！她一改從前錯誤的減重方式，不但適度控制飲食與按時運動，也努力改善睡眠習慣，盡量在十一點前就寢，睡前也不再上網、滑手機，把電視從臥室移回客廳。一年過後，小美成功地減了二十公斤，氣色與精神比以前更好，睡不好的問題也隨之改善！

每天睡不到六小時，容易誘發肥胖因子

能量消耗有兩個主要方式，一是肌肉收縮，尤其是運動或活動時，身體會消耗較多的能量；另一個是自然的消耗能量，與基礎代謝率有關。人體的生長激素會促進蛋白質合成，肌肉因此增加，進而提高基礎代謝率。成人若有良好的睡眠，夜間的基礎代謝率會提升，並且消耗脂肪，慢慢地達到減重的效果；相反地，睡不好則會導致肥胖。

西班牙的一項研究發現，每天睡眠時數小於六小時者的肥胖率，是大於九小時者的二點三二倍。針對熬夜或睡眠不足的族群，每增加一小時的睡眠，肥胖率就下降百分之二十四。

美國的研究也發現，每天的平均睡眠時數為七點七小時，身體質量指標（ＢＭＩ）會達到最低值。睡眠時數較少時，促進食慾的胃飢素（ghrelin）會增加，使胃口大增，漸漸造成肥胖。

睡不好會使體內的壓力荷爾蒙和胰島素分泌增加，促進脂肪形成，簡言之，睡不好容易造成脂肪在體內堆積；而睡眠不足也會使體內的瘦體素和血清素降低，提高想吃東西的慾望，特別是以高糖、高油脂的食物來滿足自己的口腹之慾。

身體越胖、頸圍越大，罹患「睡眠呼吸中止症」的機會越高

頸圍過粗的人，屬於睡眠呼吸中止症的高危險群。新光醫院曾經針對七百多位有睡眠呼吸中止症的患者進行調查，發現男性頸圍若超過四十一點五公分，百分之六十五的人患有嚴重的睡眠呼吸中止症；女性頸圍若超過三十八公分，百分之三十五點五的人有睡眠呼吸中止的問題。

肥胖會使脖子變得粗大，呼吸道周圍容易囤積脂肪，導致睡眠時出現呼吸阻力較大、呼吸較淺，甚至停止呼吸的情況，患者常會因為缺氧而驚醒，長期下來，嚴重影響睡眠品質。因此，平時應適度地控制飲食，多運動，並管理好睡眠，這樣可使肥胖伴隨睡眠呼吸中止症的問題獲得改善。

此外，如果是肥胖又嚴重打鼾的人，千萬務必盡快接受治療，避免猝死的風險。

兒童睡眠不足造成肥胖

現今社會，兒童肥胖的情形越來越多，坊間甚至流傳著「小時候胖不是胖」的錯誤觀念，其實肥胖的兒童長大後要瘦，更是難上加難。英國醫學雜誌在二〇〇五年的研究中發現，三歲時每天睡眠時間介於十點五小時到十一點四小時的兒童，比起每天睡超過十二小時的兒童，到七歲時出現肥胖的機率會增加許多。

學童睡眠不足，會引起體內荷爾蒙分泌異常，如瘦蛋白、胃飢餓激素、胰島素、皮質醇與生長激素，導致能量平衡失調，造成體重過重或肥胖。

有研究發現，每日少睡一小時，身體質量指數（ＢＭＩ）會上升0.35 kg/m^2；相反地，肥胖兒童平均每多睡一小時，體重過重或肥胖的機會會下降百分之九。因此，對於常打瞌睡的肥胖兒童來說，「睡得好」可說是減重的絕佳方法。

兒童肥胖會逐漸造成糖尿病、高血壓和睡眠質量惡化等問題，肥胖兒童通常懶得動，也比較容易感到疲累，因此更降低了他們在日間進行體力活動的意願，漸漸發展成越來越胖的惡性循環。想要打破這種惡性循環，就必須從睡眠、運動、飲食控制三管齊下，缺一不可。

媽媽懷孕時嚴重打鼾，小孩長大後罹患糖尿病、肥胖的機率大增

加拿大西安大略大學在二〇一三年的實驗中發現，孕婦在懷孕階段患有打鼾或睡眠呼吸中止症，會導致小孩在幼童發展至成年人的過程裡，累積更多的體內脂肪，以及高血糖和胰島素阻抗升高。所以，為了小孩未來的健康著想，媽媽在懷孕階段，應特別注意自己的睡眠品質。

飲食清淡更好眠

現代人常有的失眠問題，與飲食習慣有相當程度的關聯性。有肥胖問題的人，應該要避免重口味的食物，改以清淡飲食為主，因為又香、又辣、又油的食物，會不斷誘發我們的大腦還想再吃的慾望，即使身體所需的熱量已經足夠，腸胃也有飽足感，還是會不自覺地繼續吃，導致體重節節上升，越來越胖。

除了飲食清淡之外，晚餐進食也應避免吃得過多，通常七分飽就好。我們的消化系統在晚上會逐漸進入休息狀態，吃進去的食物如果不好消化，常常會造成身體負擔，那些重口味的食物也比較容易刺激胃食道逆流，使大腦神經亢奮，造成夜晚難以入睡，因此晚餐應盡量避免過於辛辣的食物，例如麻辣鍋等。

少攝取含糖飲料

根據衛生福利部建議，成人每日糖攝取量上限約為九顆方糖，但市面上充斥著各種甜點、飲料與糕餅，含糖製品更是無所不在，許多民眾往往無意間就攝取了過量的糖分而不自知。攝取過多的糖分除了會導致肥胖與糖尿病之外，也會造成血糖不平衡所產生的失眠，有部分的人血糖過低或過高都有可能產生失眠的症狀。

可口可樂公司歐洲區總裁昆西透露，一瓶五百ＣＣ可樂所含的糖分高達十點五顆方糖。國人最愛的珍珠奶茶一杯七百ＣＣ就有五百五十大卡，相當於二十八顆方糖，一杯微糖綠茶也有十顆方糖的含量，所以喝一瓶可樂或一杯珍珠奶茶，甚至只是一杯微糖綠茶，就已超過一天的糖分攝取標準，因此建議大家最好養成喝無糖飲料或白開水的習慣，少喝含糖飲料。

肥胖患者每天一小時的運動不可少

運動能有效促進健康、降低體重，例如走路、跑步、騎腳踏車、游泳等都是相當推薦的運動項目。肥胖患者每週必須達到大約三百分鐘，或是兩千至兩千五百大卡的運動量，也就是每天六十分鐘的運動，才可以達到長期維持體重的效果。

由於肥胖患者長期處於缺乏運動的狀態，如果剛開始就要求一定程度的運動量，可能會造成反彈，所以初期的運動量不要訂得太高，等到漸漸適應後，再逐漸增加。當然，除了定期運動之外，還必須配合清淡飲食和良好睡眠，才能有效地降低體重。

第五章 內分泌失調，從改善睡眠開始

三十歲的王小姐在某家知名廣告公司上班，經常熬夜趕案子，並且飽受失眠之苦，糟糕的睡眠品質使得她白天總是昏昏沉沉的，整天都需要大量的咖啡和綠茶提神。由於長期睡眠不足，她的臉上還長滿了痘痘、皮膚粗糙，看起來比同年齡的朋友還要蒼老。到醫院皮膚科檢查後，醫師說是內分泌失調，讓她十分煩惱。

王小姐在一次的演講場合中遇見我，問我該如何解決內分泌失調和失眠的問題。我建議她從改善睡眠和養成規律的運動習慣著手，才能徹底改善體質。

王小姐聽從我的建議，開始不熬夜、睡前讓自己放鬆，盡量不要從事過於激烈的運動，過了中午不再喝咖啡和綠茶。雖然平日工作忙碌，她仍堅持每天下班後抽空運動，到河堤旁夜跑或上健身房打拳擊、游泳等，閒暇時則與一群朋友上山下海，從事各種戶外運動。經過這些調整，王小姐不再失眠，精神和體力都越

來越好，整個人充滿自信，皮膚也恢復了原來的光彩！而且她後來還成為三鐵好手，遠赴國外參加鐵人三項的比賽。

內分泌失調

荷爾蒙是內分泌腺產生的一種化學物質，和神經系統一起調節身體的生理功能，主要分泌荷爾蒙的位置包括松果體、下視丘、腦下垂體、甲狀腺、副甲狀腺、胸腺、腎上腺、胰腺、卵巢、睪丸，都會分泌出荷爾蒙。各種荷爾蒙會彼此互相影響，當其中一種荷爾蒙分泌過多或過少時就會產生不平衡的狀態，身體就會產生內分泌失調的各種疾病。

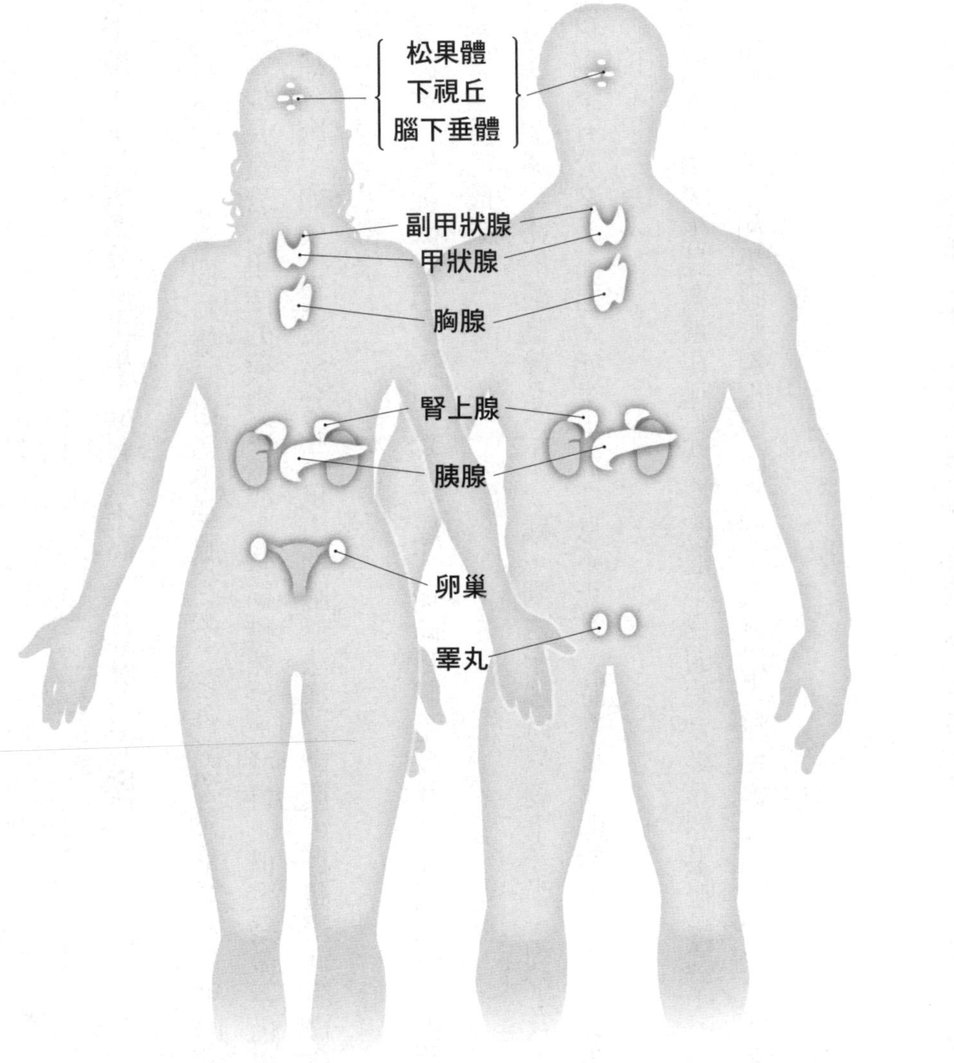
松果體
下視丘
腦下垂體
副甲狀腺
甲狀腺
胸腺
腎上腺
胰腺
卵巢
睪丸

睡眠被干擾，生長激素分泌不足，就會長不高、容易胖、老得快

生長激素主要在夜間睡覺時由腦下垂腺分泌，它會影響兒童及青少年的發育，是促進成長發育最重要的荷爾蒙。成人時期雖然停止發育，但生長激素仍可以幫助修補細胞；如果生長激素分泌不足，細胞無法獲得修復，身體器官組織會變得衰弱，人也會老得快。

生長激素還能促成身體肌肉組織的合成，提高身體溫度及基礎代謝率，因此也間接影響瘦身的成果。

人體生長激素分泌的最高峰是二十一歲，到六十歲時只剩下一半，到了八十歲更是只剩下五分之一而已。如果生活作息不正常，時常日夜顛倒，會使生長激素的分泌下降得更快。

根據研究顯示，生長激素在睡眠時期的前半夜開始分泌，如果睡得越深，生長激素分泌得越多；如果睡眠過程中時常醒來或難以入睡，會直接影響生長激素的分泌。

經常熬夜，小心腎上腺疲乏

腎上腺是人體內很重要的荷爾蒙，位於兩側腎的上方，外層叫皮質，內層為髓質。皮質會分泌激素來調節醣類、蛋白質、脂肪的代謝，並維持電解質、水壓的平衡。髓質則分泌腎上腺素，控制心臟、血管收縮。

當短期壓力發生時，人體會釋放出腎上腺素來抵抗外在的壓力。現代人工作量大，經常熬夜，或是半夜睡不著，都會刺激腎上腺素分泌，讓身體處於高度警覺的狀態，使得腎上腺素負荷過大，導致腎上腺疲乏，造成白天容易感到疲倦，注意力無法集中，容易發生事故。

睡得好，雌激素分泌正常，容光煥發

雌激素包括女性身上的數種荷爾蒙，其中最重要的是雌二醇（estradiol）以及黃體素（progesterone）。

雌激素能促成女性性徵的產生，包括皮膚柔嫩、乳房豐滿等特質。女性睡覺時身體會分泌雌激素，如果每天有充足良好的睡眠，雌激素就可以正常分泌；相反地，如果時常失眠或熬夜，很容易造成雌激素分泌失調、不足，進而影響外貌。

睡前一個小時，勿從事刺激的活動

有研究顯示，失眠大多是因為交感神經過度活躍、腎上腺素分泌過多所造成的，所以只要避免刺激交感神經與腎上腺，便能避免失眠。

「交感神經」與「副交感神經」都屬於「自律神經系統」，用來平衡控制心跳、呼吸、胃腸、排汗、體溫等。腎上腺素又稱為「壓力荷爾蒙」，有些慢性失眠患者在睡覺時，身體會釋放出一種「腎上腺皮質醇」（Cortisol）來應付壓力，皮質醇增加會讓血壓升高，甚至抑制自體免疫力。

如果睡前做劇烈運動、喝咖啡、濃茶等刺激性飲料或是上網、看恐怖片等，交感神經很容易過度亢奮，刺激腎上腺素，導致失眠。因此，睡前不要從事過多刺激腎上腺素的行為，而是帶著輕鬆愉悅的心情入眠。

改善內分泌失調不可缺少的三要素

●**養成良好的睡眠習慣：**只要連續幾天睡不好，荷爾蒙失調馬上找上你！不少荷爾蒙在睡覺的時候才分泌，因此養成良好的睡眠習慣並擁有良好的睡眠品質，是改善內分泌失調不可缺少的做法。

●**養成良好的運動習慣：**運動可以提高新陳代謝、促進身體荷爾蒙的平衡。世界衛生組織建議大家，養成每週運動一百五十分鐘，使心跳加快、呼吸加深的有氧運動，針對內分泌失調的患者，運動前、中、後必須補充足夠水分，有利於排除代謝產物，促進身體荷爾蒙的平衡。

●**保持心情愉快：**壓力會直接產生和分泌腎上腺素等壓力相關的荷爾蒙，干擾全身荷爾蒙的平衡，讓內分泌失調情況更加重。因此，保持心情愉快，才有機會改善內分泌失調。

第六章　痛風其實是睡眠惹的禍

五十二歲的陳先生是我們社區管理委員會的主委，平時熱心助人、笑口常開，加上他圓滾滾的身材就像彌勒佛一樣，鄰居們都相當喜歡他。

在某一次管委會的例會上，我看到陳先生臉色發白、不停地揉著自己的腳踝，似乎在忍著極大的疼痛。等到大家都散會了，我看到陳先生一拐一拐地走向門口，於是急忙過去攙扶他。

「陳先生，你還好吧？是不是腳扭傷了？」

「李教授，謝謝你的關心！這不是扭傷啦，是尿酸過多，痛風啦！我這關節平常都沒事，可是只要一痛起來就真的會要人命，連走路都有困難！」陳先生一邊吃力地走著，一邊無奈地說。

「為了痛風，我現在酒也戒了、肉也不吃了，我老婆還常常找推拿師父幫我按摩！」

「陳先生，痛風的關節痛是尿酸鈉鹽結晶沉積在關節，不可以去推拿或按摩，這樣只會讓關節更腫、更痛，你應該多休息、多喝水，如果痛得受不了，請醫生開止痛藥讓疼痛緩和下來！」我告訴他。

「原來是這樣呀！我還以為我找的那個按摩師父技術不好，正打算過兩天換另一家試試看！」

「看你脖子滿粗的，你晚上睡覺會不會打鼾？」我接著問道。

「會呀，我老婆都說我的鼾聲像戰車一樣咧，轟隆、轟隆的，常常吵到她無法睡覺！」

當下，我建議他去看睡眠門診，檢查一下有沒有睡眠呼吸中止的問題，因為他的痛風問題不一定是吃過多高普林食物引起，有可能是睡眠問題惹的禍！

痛風與高尿酸血症

現代人的文明病之一「痛風」，是一種尿酸代謝不良的常見疾病。尿酸是嘌呤（俗稱普林，purine）代謝的最終產物，主要透過腎臟排出。嘌呤是存在人體內的一種重要物質，在能量供應、代謝調節方面扮演了重要的角色。嘌呤會在人體內氧化，轉變成尿酸。

高尿酸指的是人體內尿酸量過高，原因可能是尿酸產生過多，或尿酸排泄不良，造成尿酸鈉鹽結晶沉積在關節、軟骨、滑囊液、肌腱、血液或軟組織中，導致發炎。其中結晶沉積以關節處為主要好發位置，急性痛風突然發作時，常會有關節處紅、腫、熱、痛等現象，好發處以足部的大趾關節最多，次為踝關節、足背、膝關節，甚至全身各處關節，如果不治療將會造成關節的損壞。痛風的發病率在近年來顯著地增加，男與女的比例約為二十比一；高尿酸血症的患者，將來有百分之五到十的人會發展成痛風。

肥胖人口越來越多、也有年輕化的趨勢，迫使尿酸過高的人口急遽上升，痛風發作的年齡層也越來越低。男性痛風病患多為四十至六十歲左右，以經常暴飲暴食、應酬過多、飲酒過量的患者最多；女性患者發作時間較晚，通常在停經期後才會出現痛風症狀。

睡眠呼吸中止症也會引起痛風

當睡眠呼吸中止症發生時，血液中的氧氣降低、二氧化碳增加，使血液偏向酸性，尿酸溶解度降低，也變得更容易結晶。大約二十年前就有醫學期刊論文提出這樣的說法，之後的文獻也相繼證實，睡眠呼吸中止症會導致在血液和尿液中的尿酸過多，引起痛風。

睡眠呼吸中止症的夜間缺氧，減少尿酸排除

夜間缺氧會造成身體乳酸增高，而乳酸增加會減少腎小管對於尿酸的排除，增加血液中的尿酸。另外，腎內缺氧也會導致嘌呤氧化酶活性增加，使體內的尿酸量增加。

痛風最容易在夜裡發作

晚上睡覺時，體內的血液循環較為緩慢，體溫也比較低，手腳的末端局部溫

度更低，再加上排尿少，發生睡眠呼吸中止的比率又高（中年男性的發生率可高達百分之二十五），綜合以上各項因素，夜間尿酸鹽的沉積因而增加，尤其是在手、腳末端局部關節的結晶，使得疼痛更加明顯，夜間腳趾關節疼痛就是最典型的痛風症狀。

痛風是睡眠呼吸中止症的警訊

二〇一〇年伯頓艾布拉姆斯在臨床風濕病學雜誌中提出，痛風不僅是一種睡眠呼吸中止症的指標，甚至是睡眠呼吸中止症的早期警訊。因為睡眠異常和夜間缺氧會破壞尿酸的穩定平衡，夜間缺氧會增加細胞嘌呤的產生，另一方面也會影響腎臟排出尿酸，使體內的尿酸量增加，造成高尿酸血症。

高尿酸血症併發症不容忽視

高尿酸血症不只造成痛風發作，還會引發心臟、腎臟及腦血管障礙，對身體健康安全構成嚴重的威脅。依據歐美對痛風患者死亡原因的統計，因痛風而產生的併發症當中，以合併缺血性心臟病的比例最高，其次是慢性腎衰竭、腦血管疾病等。

一、缺血性心臟病

缺血性心臟病是指輸送氧氣及營養給心臟的冠狀動脈硬化、阻塞，引起胸痛，甚至心肌壞死，目前美國心臟病協會就把痛風列為缺血性心臟病的危險因素及動脈硬化的促進因子。

痛風如果沒有好好治療，會使過多的尿酸鹽結晶沉澱在冠狀動脈內，加上血小板的凝集亢進，會加速動脈硬化的進展。

二、慢性腎衰竭

痛風開始發作的年齡平均約四十五歲，如果患者疏於控制，造成痛風反覆性發作，大約五十五歲就會開始產生痛風性腎病變。

初期腎臟再吸收的濃縮能力會漸漸變差，接著蛋白尿就會出現，代表腎臟初步異常；嚴重且持續性的蛋白尿，可能是某種腎臟疾病的早期表現，不可等閒視之。

約有百分之二十到五十的痛風患者有蛋白尿，顯示已經發生顯著的腎臟傷害，最後腎臟功能就會越來越差。根據研究指出，若痛風患者合併有高血壓、缺血性心臟病或是原本存在的腎臟疾病，就會導致腎功能衰退，所以治療這些相關疾病以及避免痛風發作、維持正常血中尿酸值正常，可預防痛風性腎病變的發生。

由於痛風性腎病變的病人中，有一半的病人會有肥胖的表現，所以預防身體過胖也很重要。另外有四分之一的患者，腎臟會有微小痛風石的沉積，根據統計，痛風病人出現腎結石的機率為正常人的一千倍左右，由此可見，高尿酸血症的併發症不少，實在不容忽視。

三、腦中風

二〇〇五年的科學期刊及二〇〇七年的神經學期刊指出，尿酸是腦中風的危害因子之一。高尿酸血症是急性腦中風的獨立危險因素，會增加中風的發病率和死亡率。尿酸會影響血管中一氧化碳及自由基的濃度，造成血管收縮及受損，尿酸也會慢性傷害動脈內壁的內皮細胞，長久下來，會導致全身動脈壁硬化、狹窄，而當腦部的動脈硬化、狹窄，腦中風的發生率自然就會增加。無症狀的高尿酸血症雖然不需要吃藥治療，但也不可坐視不理，必須找出引起高尿酸血症的原因，並進行控制。

如何預防高尿酸血症？

一、酸性體質的人多食用鹼性食物

大多數醫學專家建議酸鹼食物的比例應維持在一比三或者一比四，才能維持身體正常的酸鹼值。

痛風發作的病人，若唾液酸鹼值體質呈現偏酸，應多食用鹼性食物，採多蔬果、少肉脂的飲食方式，並且補充大量礦物質，盡可能將體質調回弱鹼性，讓尿酸結晶自然溶解，痛風也就會漸漸痊癒了。

二、避免過度肥胖

改善體質更勝於飲食療法，因此建議體重過重的患者應慢慢減重，以每月減輕一公斤為宜，避免組織快速分解時產生大量嘌呤，而引起痛風急性發作，但是在急性發病期則不宜減重。

近來痛風的飲食療法已經不再像從前那樣受到重視，主要原因在於飲食對於尿酸的形成，遠不如體內細胞新陳代謝合成的量。研究發現，食用相同熱量但完全不含嘌呤食物十天後，只能降低血清尿酸1.8 mg/dl，因此歐美國家已放棄嚴格的低嘌呤飲食限制。

三、適度規律地運動，補充大量水分

經常劇烈運動或暴露於高溫環境下的人，要特別注意補充足夠的水分，因為大量出汗時，尿量變少，導致隨著尿液排出的尿酸量大幅減少，所以單次運動後，可能會使得血清尿酸濃度升高。但是研究發現，肥胖的高尿酸血症患者，如果適度規律地運動，不僅可以改善肥胖誘發的高尿酸，同時也能改善體質，身體血液中的尿酸可減少達百分之三十七。

四、治療夜間睡眠呼吸中止症

睡眠呼吸中止症引起的痛風往往會被忽略，如果你晚上會打鼾又有高尿酸血症或痛風，一定要去睡眠中心好好檢查，徹底解決睡眠呼吸中止症的問題，痛風問題將不藥而癒。

五、小心某些藥物的使用

利尿劑、低劑量的阿司匹靈、維他命B12、菸草酸、抗巴金森氏症的多巴胺、化療採用具細胞毒性的藥物等，都會導致血中尿酸增加。此外，服用相關藥物時要特別注意補充足夠的水分。

六、避免其他相關疾病

高血壓、糖尿病、高血脂、肥胖、甲狀腺機能低下、腎功能不良等，也會引起高尿酸血症。

七、多喝水

患者應盡量多喝水，每日至少飲用兩千毫升，幫助尿酸排泄。可可、咖啡、茶的代謝物不會堆積在組織內，也可以適量飲用，提高水分總攝取量，加速尿酸的排泄。

八、控制蛋白質及高嘌呤的食物

避免暴飲暴食，攝取過多的蛋白質或大量食用高嘌呤的食物。

九、避免過油的食物

高量的脂肪會抑制尿酸的排泄，促使痛風發作，所以烹調時盡量少油，更忌食油炸食品。此外，千萬不可靠禁食減肥，以免體內的脂肪加速分解，抑制了尿酸的排泄。

十、避免飲用酒類

尤其是啤酒，在體內代謝產生的乳酸會影響尿酸的排泄，導致痛風發作。

十一、痛風關節疼痛時，不宜按摩或推拿

按摩或推拿會使痛風關節炎更加嚴重，不但更腫、更痛，還會痛上好幾天。急性痛風發作時盡量多休息、多喝水，配合醫生指示使用止痛藥，讓疼痛早點緩和下來。

第七章 睡不好、攝取太多含糖飲料，糖尿病上身

小珍是位認真忙碌的上班族，也是位新手媽媽，三十八歲時才產下第一胎的她，生完孩子之後體重一直居高不下。平日她因為工作關係，需要經常熬夜加班，回家後還要照顧出生沒多久的小嬰兒，睡眠時間更是少得可憐，長期下來，小珍的精神狀態變得很差，白天時常打呵欠和打瞌睡，有時還會莫名地情緒低落。

為了犒賞自己，小珍習慣下午來杯焦糖瑪奇朵，加上巧克力蛋糕，或是跟同事一起訂外送的珍珠奶茶，平時抽屜也放滿了各類糖果、餅乾，只要心情沮喪時就來點甜食。結果兩年後，小珍在公司例行的健康檢查中發現，自己的體重超標，血糖篩檢結果異常，罹患了糖尿病，只好到醫院看新陳代謝科，也開始吃降血糖的藥。

後來她聽了公司舉辦的睡眠健康講座後才警覺到自己的睡眠似乎出了問題，追根究底之下才知道，除了攝取過多含糖飲料、甜食，過於肥胖、缺乏運動之

外，睡不好也是造成她罹患糖尿病的原因。

糖尿病

糖尿病是一種複雜的醣類代謝異常疾病，通常和胰島素的缺乏或利用有直接及間接的關係。胰島素是胰臟所分泌的荷爾蒙，幫助我們把食物中的醣類帶進體內細胞，提供能量。如果胰島素分泌不足或作用不夠時，醣類就無法進入身體細胞，血液裡會充滿血糖，這就是所謂的糖尿病症狀。

糖尿病患者的血糖如果沒有控制好，引發其他健康問題的風險會大大提高，例如心臟病、腎臟病、視力衰退、神經疾病、皮膚乾燥等，也會加速整個身體的老化，因此初期發現血糖過高時必須及早治療，即使血糖還算正常，也應多加注意，預防勝於治療。

長期失眠，糖尿病找上你

經常失眠的人通常都認為自己只是容易神經衰弱、精神不振，沒什麼大不了！可是他們卻沒想到，長期失眠對身體的影響來說，不容小覷。

自覺失眠且睡眠時間只有五、六個小時的人，罹患糖尿病的機率是正常人的兩倍！也就是說，睡眠品質不好、容易失眠的人，胰島素的敏感度會比較低，「阻抗」越高，導致血糖不易控制。已經有研究證實，只要一個晚上睡眠不足，隔天胰島素的敏感度就會受到影響。

睡眠不足、睡過久，增加罹患糖尿病的風險

美國賓州大學的一份報告指出，睡眠時間少五小時的人，罹患糖尿病的機率是正常人的三倍。芬蘭赫爾辛基大學的研究也發現，睡眠時間超過九小時的人，血糖的控制也不理想，但是相較於睡眠較少的人，延長睡眠時間還是可以減低罹患糖尿病的風險。

愛吃甜食又沒睡好，罹患糖尿病的機會大增

研究發現，甜食很容易影響胰島素阻抗，尤其是含糖飲料。此外，睡眠時間

的減少，也會增加胰島素阻抗，發展為第二型糖尿病。

澳大利亞新城堡大學從二十九萬人的研究中發現，每天晚上睡眠時數小於六小時的人，比起睡足七小時的人，罹患第二型糖尿病的機會增加了百分之三十。伊朗大學從一萬兩千五百位個案研究中發現，每天睡覺時間少於五小時且年齡小於六十歲的人，比起每天睡七到八小時的人，罹患糖尿病和血糖控制不佳的風險多了百分之三十七。

現代人經常熬夜工作、半夜上網聊天，睡眠不足，使得罹患糖尿病的機率大大升高，但如果能夠養成良好的睡眠習慣，以及擁有足夠的睡眠時間，就可以有效地防止糖尿病產生。

睡眠呼吸中止症，影響糖尿病患者的健康

丹麥的研究發現，第二型糖尿病的患者，每三人當中就有一人有睡眠呼吸中止的症狀，這代表至少三分之一的糖尿病患者因為「睡眠呼吸中止症」而加速糖尿病情的惡化。在耶魯大學長達六年的調查中也發現，「睡眠呼吸中止症」的患

者，罹患糖尿病的機率是其他人的二點五倍以上。

歐洲一項針對睡眠呼吸的中大型研究發現，糖尿病患者阻塞性睡眠呼吸中止越嚴重，血糖控制越差，尤其是第二型糖尿病。另一項針對同時患有睡眠呼吸中止症及糖尿病的患者所做的研究發現，在接受連續式正壓呼吸輔助器治療約八十三天後，患者的血糖有顯著的改善，平均血糖值從190-200mg/dl下降至130-140mg/dl。血糖值下降的程度與使用連續式正壓呼吸輔助器的天數，以及每天使用超過四小時相關；若每晚使用少於四小時，則沒有效果。

睡眠評估應該列爲糖尿病的篩檢要項

愛爾蘭的研究發現，藉由睡眠品質量表評估可發現，睡眠不好的人血壓、血糖、血脂的控制比較差，因此建議應該將睡眠評估列為糖尿病臨床的觀察項目之一。目前已有超過百篇研究報告指出，睡過少、睡過多、失眠、睡眠中止症等，都與糖尿病的發生率息息相關。不少睡眠專家更提出，如果罹患糖尿病，一定要先釐清是不是因為睡不好所導致的。

運動是預防第二型糖尿病的必備處方

規律的運動可增加肌肉胰島素的敏感度以及葡萄糖耐受度，比較不容易患有糖尿病。

運動已被公認為治療糖尿病的必備處方，不管是糖尿病患者的血糖控制、增進胰島素敏感度、維持正常體重、減重或是降低心血管疾病併發症等，都必須仰賴持續的運動。美國賓州大學的研究也發現，同時有肥胖、糖尿病和睡眠呼吸中止症的患者，在長期運動之後，不僅改善了肥胖、過重的問題，糖尿病和睡眠呼吸中止的情況也獲得大幅度的改善。

從事身體活動的原則是適當的事前暖身、事後逐步減緩的運動計畫，不可勉強進行，並且應注意運動時身體的適當保護。

糖尿病的運動原則	運動處方
運動類型	有氧運動：快走、慢跑、游泳、跳繩、固定式腳踏車、有氧舞蹈、阻力運動。
運動強度	第一階段為熱身運動，約五到十分鐘；第二階段為較激烈的主要運動，約三十到四十分鐘；第三階段為緩和運動，約十分鐘。
運動時間	每次運動至少持續三十分鐘。 每週至少一百五十分鐘中等強度的有氧運動，或每週至少九十分鐘的較大強度有氧運動。
運動頻率	有氧運動或阻力運動，每週五次。
逐步進展	減少靜態坐式的生活方式，培養規律運動的習慣（增加時間）後，再逐步增加每次運動的負荷量（增加強度）。

運動時要防止低血糖現象發生

並非每位糖尿病患者都適合從事任何運動，在沒有物理治療師或專家指導下，運動也可能會帶來負面的影響，例如糖尿病患者在運動期間，可能會有低血糖症（hypoglycemia）的現象。

糖尿病患者出現低血糖的現象相當常見，尤其是當患者不正確地使用降血糖藥物、進食不定時或過少，以及運動過量和空腹飲酒等情形。當血糖值低於4 mmol/L時，就會產生低血糖的症狀，包括冒冷汗、心跳加速、震顫、視力模糊、疲倦和嚴重飢餓感，血糖過低更可能導致昏迷。

在運動前要仔細考量身體狀況，避免血糖過低，如注意血糖高低及胰島素的使用情形、降血糖藥物使用情形，是否忘了進食或進食過少，或是有糖尿病的慢性併發症（視網膜病變、末梢神經或自主神經病變、血管病變）等。潛在低血糖症病人在運動前須經專業評估，設計符合安全且適合個人運動形式、強度、時間和頻率的運動。

如何預防糖尿病？

- **累積足夠的糖尿病知識：**對糖尿病了解更多，才會懂得如何吃、睡、動，穩定血糖、維持身體健康。
- **少糖、少油飲食：**飲食少糖、少油，攝取的總熱量也不應過多，重視營養的均衡。
- **規則的有氧運動或阻力運動：**保持每週至少一百五十分鐘規律的運動量，有氧運動或肌肉群的阻力運動對糖尿病都很有幫助。
- **保持正常體重：**肥胖者要了解正常體重的重要性，並且一定要落實減重計畫；另外，也不能讓自己的身材過瘦，否則能量代謝會有問題。
- **維持基本睡眠力：**擁有規律的生活、良好的睡眠週期與足夠的睡眠時間，是預防糖尿病很重要的關鍵。美國加州大學洛杉磯分校建議會打鼾或有睡眠呼吸中止症的患者，應使用連續式正壓呼吸輔助器，改善睡眠呼吸中止症導致的血糖調節惡化。

- **定期血糖篩檢**：一般正常血糖目標範圍，三餐飯前血糖值應低於100mg/dl，飯後兩小時應低於140mg/dl，運動前血糖值至少要100mg/dl、不超過250mg/dl，運動中與運動後血糖值應該要介於80mg/dl到140mg/dl，睡眠中血糖值則應介於100mg/dl到140mg/dl。
- **戒菸**：建議有抽菸習慣的人趕緊戒菸，若糖尿病合併有其他心血管疾病危險因子，如高血壓、血脂異常等，則必須立即治療。
- **少量多餐，維持血糖穩定**：一般糖尿病患者在吃完大餐之後血糖會飆高，少量多餐可以維持血糖穩定，防止糖尿病繼續惡化。
- **口服降血糖的藥物**：按時服用醫師開立的口服降血糖藥物，控制血糖、預防糖尿病併發症的發生。

第八章　高血壓竟然是夜間睡眠引起的

一位在竹科當工程師的陳先生，中度肥胖，才二十七歲就患有高血壓，血壓還曾經一度高到200mmHg。在被醫師診斷出高血壓後，除了每天服用降血壓的藥物之外，他也開始運動、改變飲食習慣，還把最愛的菸、酒都給戒了。只是過了一年，他的血壓仍然偏高，達到150mmHg，連斜躺午睡時鼾聲都不小，後來經由家庭醫師的建議，做了一連串的健康檢查，含睡眠檢查後，才診斷出有嚴重的睡眠呼吸中止症。在醫師的要求之下，陳先生開始練習佩戴連續式正壓呼吸輔助器，一開始因為不習慣，晚上往往睡不好，但是經過一、兩週的時間，漸漸習慣後，晚上呼吸終止的情況大幅度改善。他持續使用連續式正壓呼吸輔助器半年之後，原本中度肥胖的身材瘦了一大圈，即使沒有持續使用降血壓藥，血壓也不再超過140 mmHg。

高血壓

衛生署公布的二〇一三年國人十大死因當中，高血壓性疾病占第八位，高居第二位的心臟疾病、第三位的腦血管疾病也與高血壓息息相關。

血壓是心臟送出的血液對動脈血管壁所產生的壓力，常用毫米汞柱（mmHg）表示。一般成人正常血壓的範圍，收縮壓應該在140mmHg以下，舒張壓則不應該超過90 mmHg，因此我們通常以140/90 mmHg作為高血壓的分界點。

高血壓可分為原發性高血壓和繼發性高血壓，原發性高血壓即病因未明的高血壓，仍須大量研究來了解；繼發性高血壓則是由某些疾病所引起的，只要根據原發疾病來進行治療，高血壓的問題就會迎刃而解。

國民健康局公告十八歲以上成人的血壓分類標準及定義如下所列：

高血壓分類標準

血壓分類	收縮壓（mmHg）		舒張壓（mmHg）
正常	<120	和	<80
高血壓前期	120～139	或	80～89
第一期（輕度）高血壓	140～159	或	90～99
第二期（中度）高血壓	160～179	或	100～109
第三期（重度）高血壓	≧ 180	或	≧ 110

睡眠時心血管放鬆修復

心血管反應的調節在睡眠時，和白天清醒時完全不同。

人體有一種保護心臟血管的反應機制，當血壓增高時，心跳會隨著神經反射而降低，睡眠時心血管在進行放鬆和修復，所以心血管的反應則會比較遲鈍，睡眠時缺氧（例如睡眠呼吸停止）對身體所造成的傷害，會比白天缺氧來得大。因此，夜間嚴重打鼾和睡眠呼吸中止症對心血管的傷害，不可大意。

深層睡眠不足引起高血壓

在非快速動眼睡眠期，心臟心輸出的平均血量大約減少百分之十，血壓也會隨之降低。在深層睡眠時，心跳明顯地減慢，增加心臟冠狀動脈的阻力，心臟血流減少約百分之九，因此整體的血壓是降低的。這與副交感神經的增加及交感神經的減少，有直接的關係。

二〇一一年，布里格姆婦女醫院在高血壓期刊中發表一項研究報告指出，深層睡眠的減少會增加高血壓的風險。研究發現，處於深層睡眠期最少的人，與深層睡眠期正常（約占整夜百分之二十五）的人相比較，其高血壓的風險要高出百分之八十。

快速動眼睡眠期，血壓大幅上下震盪

在快速動眼睡眠期，冠狀動脈阻力反而減少，冠狀動脈血流會增加，心跳加快。這個時期的腦波處於一個巨大的震盪期，因此血壓也很明顯地有上下震盪的現象，造成快速動眼睡眠期的血壓變化，有時會比白天醒著的時候還高。相對地，在一整天之中，最低的血壓在即將進入動眼睡眠期的時候可以觀察到，因此有心律不整的患者在快速動眼睡眠期會出現較高的猝死率。

打鼾引起高血壓

在「睡眠呼吸中止症」患者中，百分之九十的患者有打鼾的現象，而在歐美睡眠呼吸中止症患者中，高達百分之七十屬於合併有睡眠呼吸中止症和肥胖症。

「睡眠呼吸中止症」患者，在夜間產生間歇性的缺氧和上呼吸道阻塞後，胸內壓產生震盪，不僅會導致交感神經興奮，也影響身體原有舒緩血壓變化的能力。當呼吸中止時，缺氧以及神經興奮會促進夜間血壓的升高，經年累月下來，漸漸導致夜間持續性的高血壓。

睡眠呼吸中止症是在夜裡刺激誘發高血壓的隱形殺手，有關議題已有超過兩百篇醫學研究報告證實，由於睡眠呼吸中止症未被診斷出來的比例偏高，因此近年來也開始被熱烈討論。

原發性高血壓患者應接受睡眠檢查

「原發性高血壓」是指沒有理由、不知道原因的高血壓，相對的「睡眠呼吸中止症誘發的高血壓」，初期只在晚上睡眠時發生，但長期下來，血壓就會居高不下，因此也很難知道起因。

有三分之一的高血壓患者患有睡眠呼吸中止症，所以「原發性高血壓」有不少比例是由睡眠呼吸中止症誘發的，所以睡眠專家建議高血壓患者接受睡眠檢查是非常重要的，也是必須的。

睡眠呼吸中止導致血管硬化

研究發現，睡眠呼吸中止症的患者，血管放鬆的機轉是有缺失的，他們的血管擴張能力變差，血壓容易上升。另外，有研究指出睡眠呼吸中止會導致血管硬化，加上血管硬化與心血管疾病和腦中風息息相關，不可不慎。

睡醒血壓不降反升要小心

二〇〇九年八月，我和中山醫學大學睡眠中心主任丁化醫師在睡眠醫學期刊中共同發表一項研究，提出睡醒時收縮壓比睡前高的人，以及睡前睡後都偏高的高血壓患者，都有較嚴重的睡眠呼吸中止現象，身體呈現慢性發炎的狀態，並且伴隨著較嚴重的代謝綜合症相關問題。晚上入睡後，平均血壓會微微下降，當睡覺時血壓不降反升，代表夜間的睡眠出了問題，才會讓血壓經過一夜之後升高。

長期睡眠不足，引起血壓升高

立陶宛健康大學研究十二到十五歲的青少年，排除年齡、性別、體重、運動量和抽菸的影響後發現，高血壓與睡眠不足相關：睡眠不足八小時的話，血壓會偏高，不足七小時的話，血壓會更高。

哈佛大學研究觀察每日睡覺不足七小時並已有高血壓徵兆的中年男女，請他們每天提早一小時睡覺，持續六週，結果血壓值平均可降低8-14 mmHg。

睡眠有助於調節體內的壓力荷爾蒙，並幫助神經系統保持健康，若是睡眠不足可能會降低人體應付壓力的調節能力，增加壓力荷爾蒙，導致血壓升高。

老人的睡眠障礙易誘發高血壓

有一項研究，觀察七百八十四名平均年齡七十五歲的男性老年睡眠障礙者，在二〇〇三年至二〇〇五年沒有罹患高血壓，但到了二〇〇七至二〇〇九年，百分之三十的睡眠障礙者發展出高血壓。另外有研究指出，停經前女性荷爾蒙會提供很強的保護作用，但停經後，睡眠障礙和睡眠呼吸障礙的發生比例大幅升高。

總括來說，不管男性或女性，只要年紀越大，睡眠障礙誘發高血壓的比例也相對越高。

阻塞型睡眠呼吸中止症的重疊症候群，罹患高血壓機率更高

台北榮總胸腔部呼吸生理科的一項報告中提到，阻塞型睡眠呼吸中止症也可能合併有其他影響呼吸或睡眠的問題，例如肺氣腫、氣喘、低通氣量症候群、猝睡症、失眠症等，阻塞型睡眠呼吸中止症重疊睡眠障礙的問題更趨嚴重與複雜，這種現象可以稱之為「阻塞型睡眠呼吸中止症」的重疊症候群。從這些重疊症候群患者的臨床特徵發現一些共同現象：病人年齡較大，以男性為主，血氧較低，血中二氧化碳較高，肺動脈平均壓力較高，而且高血壓罹患率更高。

輪班工作增加高血壓的風險

日本曾經針對上萬名男性工作者進行研究，發現輪三班工作者比白天班工作

的人，罹患高血壓的風險明顯增加許多。主要是輪班工作者常在夜晚工作，早上的睡眠容易受到干擾，加上白天的光線透過眼皮很容易抑制褪黑激素的分泌，導致容易淺眠。因此輪班工作者應特別注意睡眠品質，定期觀察血壓的變化。

睡得好加上規律的有氧運動，是降低高血壓的必備處方

所謂有氧運動就是需要大量氧氣充分供應到肌肉的運動，運動時會喘、心跳會加快，例如跑步、騎腳踏車、游泳、跳繩等運動。持續規律的有氧運動，可以有效地降低高血壓，原因如下：

● **降低交感神經系統的作用：**交感神經系統作用增加時，血壓就會上升；作用減弱時，血壓就會下降。長時間規律從事有氧運動可降低交感神經的作用，提升副交感神經作用，可以有效地幫助血壓降低。

● **體重減輕、脂肪減少：**運動訓練後體重減輕也是影響血壓的重要因素，尤其是肥胖者體內聚集大量的脂肪，而脂肪激素會刺激血管收縮。另外，如果血液中胰島素濃度較高，則會促進交感神經的活性，導致血壓升高。經常參與有氧運

動者，可以消耗體內多餘的脂肪，還能達到降低血壓的功效。

- **促進血管擴張**：運動中肌肉活動會產生一氧化氮等化學物質，這些化學物質進入血液後，使血管擴張，血液循環加快，進而防止血液中膽固醇的沉降。規律的運動可使血管保持應有的彈性，防止動脈硬化所引起的高血壓。
- **改善荷爾蒙調節**：適量的運動能夠降低壓力荷爾蒙，擴張腎血管及利尿作用，使交感神經的作用降低，促進周圍血管擴張而讓血壓降低。
- **降低血黏滯度**：高血壓患者做適量的運動，既能降低血黏滯度和血小板聚集性，又可促發血管側支的建立，降低血壓；同時運動時產生的某些化學物質如組織胺等，也能舒張血管、調節血壓。
- **改善感壓反射**：感壓反射是一種保護血壓變高的生理反應，血壓一升高心跳就會降低，目的是防止心血管的傷害。

如何運動，有效降低血壓？

根據美國運動醫學會的建議，慢跑、自行車運動、游泳這三種有氧運動對高血壓患者來說都相當合適，若無法跑步者，可以用快步行走來取代。強度必須到達運動前後十五分鐘互相比較，運動後血壓會下降，這才是最有效的運動強度。

我和台北市立大學的楊艾倫教授共同發表了一系列運動促進血管擴張的研究，內容為單次運動後或運動訓練後，血管壁會自然釋放一氧化氮來促進血管擴張。

慢跑、自行車、游泳這類運動不僅可以促進血管擴張，而且當肌肉收縮時動靜脈被擠壓、當肌肉鬆弛時動靜脈血管擴張使血液進入，因此可藉肌肉長時間反覆收縮，透過這種擠壓和放鬆交替的方式，促使血壓下降。

血壓偏高者或高血壓患者，建議平日應該養成運動習慣。多數運動都可降低高血壓，但是要啟動降血壓的機轉，運動時間必須達到一個星期一百五十分鐘，運動強度必須有點喘、心跳稍快才夠。

改善高血壓的運動原則	運動處方
運動類型	快步、慢跑、自行車運動、游泳。
運動強度	運動強度須因人而異。從小運動量開始，隨著身體功能狀態的改善而逐漸增加。
運動時間	第一階段為熱身運動，約五到十分鐘；第二階段以等張性的有氧運動為主要運動，約二十到六十分鐘；第三階段為緩和運動，約十分鐘。
運動頻率	有氧運動為主、每週運動五次。
逐步進展	逐步增加每次運動的強度和運動時間。

遠離高血壓的方法

一、定期接受健康檢查、天天量血壓

近親也患有高血壓者，以及四十歲以上的中、老年人，更需要定期檢查。

建議早上起床後、每晚睡覺前，以坐姿測量血壓，一天總共兩次。測量血壓時，心臟、上臂和血壓計應該盡量在同一水平面。

高血壓治療需要靠永久性地調整生活習慣或藥物來控制，未給予適當治療將會引起腦中風、心臟衰竭及腎臟疾病。

二、肥胖的高血壓患者必須控制體重

當體重超過理想體重一公斤時，身體就必須長出約兩公里長的血管來供給氧氣及養分；如果體重超出越多，心臟和動脈的負擔就越大，全身的血量增加，血壓也就會隨著升高，所以肥胖者的體重控制是預防和治療高血壓的重要方法。

三、擁有一夜好眠，避免高血壓困擾

睡眠呼吸中止症在夜間產生間歇性的缺氧，以及上呼吸道阻塞後胸內壓產生震盪，不僅會導致交感神經興奮，也會影響身體原有舒緩血壓變化的能力，經年累月下來，將導致夜間持續性的高血壓。睡眠不足也是誘發高血壓的危險因子，擁有一夜好眠才能避免高血壓的困擾。

四、預防高血壓的飲食之道

美國ＤＡＳＨ建議飲食遵守低脂、低飽和脂肪、低膽固醇、高鈣、高鎂、高鉀、少鈉、高纖維的原則。人體血管壁的彈性依賴一定比例的鈣、鎂、鉀、鈉維持平衡，而過多的脂肪與膽固醇堆積則會造成血管狹窄，導致動脈粥狀硬化。

現代人飲食中鈉含量通常過高，而鈣、鎂、鉀因為長期飲食精緻化與不均衡，常有缺乏的現象，容易造成血壓升高。如果能夠將這些缺乏的元素補足，與鈉元素共同在體內達到平衡，就可達到降低血壓的效果。

膳食纖維可以與膽固醇結合，降低腸胃道的吸收與動脈硬化的發生。蔬菜可提供豐富的鎂、鉀及纖維質，建議每日攝取至少三百公克以上。

五、戒菸、限制飲酒

抽菸會使血壓上升及脈搏增加，而抽菸者血色素的百分之二會與一氧化碳結合，增加心臟的負擔，所以高血壓的病人應該徹底戒菸。至於酒類可少量飲用，建議紅葡萄酒不宜超過240ml、啤酒不超過300ml、白酒不超過25ml，絕不可酗酒，以減少高血壓的發生率。

六、足夠的有氧運動

心跳加快、呼吸加深的有氧運動，每天至少需三十分鐘、每週至少五天。世界衛生組織建議每週運動一百五十分鐘，強度必須到達運動前後十五分鐘比較後血壓會下降，才是最有效的運動強度。

七、常保持正向力

過度緊張、精神壓力大也會引起高血壓。當大腦皮層興奮與抑制過程失調時，腎上腺能的活性會增強，引起周圍血管阻力增加，血壓因此升高。

平日應避免過勞，凡事不要計較，保持輕鬆愉快的心情，就能有效地預防高血壓。高血壓患者更要保持樂觀向上的情緒，不要過分擔心自己的高血壓，透過放鬆與冥想的方法來達到治療的目的。

八、規律服藥

高血壓患者切勿服藥不規則，讓血壓飆高。

第九章 睡不好，引發心臟疾病、慢性腎臟病、中風的罹患機率

根據衛生署近幾年的統計，心臟病是國人十大死因的第二名，中風排名第三。過去心臟和中風等相關心血管和腦血管疾病，多是血管壁老化失去彈性所造成的結果，是五十歲以上的老年人才會有的老年病。然而，隨著社會環境、睡眠及飲食習慣改變，心腦腎血管疾病已經有年齡下降的趨勢。

中風是因為腦部血流的供應中斷，導致腦部的損傷；慢性腎臟病則常合併心血管疾病及周邊血管疾病。血管疾病會造成慢性腎臟病患者極高的死亡率。

高血壓、糖尿病、高血脂、肥胖、老化及吸菸等都是慢性腎臟病、心臟病、中風的危險因子。

心臟病常見的原因是心臟的冠狀動脈阻塞而導致心肌梗塞。中風一般常見的原因是因為腦血栓的形成，也就是腦的小動脈慢慢地變狹窄，慢慢地變阻塞。所

以動脈硬化與動脈粥狀硬化都與冠狀動脈心臟疾病和腦血管疾病密切相關。

百分之六十的中風通常是由血栓形成所引起，「栓塞」是一種凝塊，造成腦部血管的阻塞。凝塊可能是從身體裡面，例如從心臟達到腦部的血凝塊；出血性中風是腦部動脈破裂，或原本腦部血管較薄之處就有動脈瘤，而導致出血性的中風，此類出血性的中風占百分之二十。

腦、心臟、腎三大器官若受損的話，細胞會死掉，不會再生長出來，例如心臟細胞死掉後，空隙會讓纖維母細胞取代，也就是心臟纖維化，而纖維組織像橡皮筋一樣有點彈性，但失去了收縮功能。

腎臟是身體的「濾水器」，有很細的血管和濾網來過濾身體所有的血液，因腎細胞死掉後難以復原，當無法進行有效的濾血功能時，就必須依靠「洗腎」。心血管的內皮細胞壞死了也無法再生，受損後容易形成栓塞塊，當供心臟本身的冠狀動脈阻塞時，變成心肌梗塞，嚴重時必須裝心臟支架，撐開血管，使血流順暢。

至於腦細胞，在人類成年之後，腦細胞受損時就會逐步邁向凋亡，大部分不會再生，因此隨著年紀增長，人類的腦力和記憶力都會逐漸下滑。

睡眠不足，容易罹患心臟病

台灣大學的研究發現，睡眠不足六小時的人比起睡眠時數在六到九小時之間的人，罹患心臟病的機率增加約三倍。美國賓州大學醫學院的一項研究顯示，連續五天睡眠不足，心臟功能就會減弱。東京自治大學研究報告也指出，睡眠不到七個半小時的人，心臟病的罹患機率會增加四倍。

睡眠呼吸中止症，加速動脈硬化和粥狀動脈硬化的產生

一位六十五歲的企業高階主管王先生，平日注重飲食養生，週末也時常爬山運動，生活作息良好，只是血壓偏高，有一次健康檢查，卻被檢查出全身動脈硬化的指標偏高，未來極有可能罹患粥狀動脈硬化。一開始王先生以為是這半年來應酬時喝了太多酒所導致，因此開始節制飲酒，但沒想到一年之後健康檢查，全身動脈硬化的指標還是未獲改善。

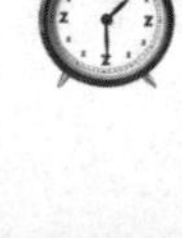

在一次閒聊之中，我建議王先生或許可以去做睡眠檢查，檢查後發現，王先生睡眠中每小時呼吸中止次數高達四十次，有阻塞性睡眠呼吸中止症。在王先生持續使用連續式正壓呼吸輔助器一個月之後，血壓及全身動脈硬化的指標就明顯得到改善了。

人體血管內層有很薄的內皮細胞，當內皮細胞受損，就會在受損處慢慢形成斑塊、凸起，導致白血球、血液的沾黏、附著，整個管徑會慢慢地變硬、變窄，此現象就稱為「粥狀動脈硬化」。粥狀動脈硬化越來越嚴重之後，使整個血管塞住，以至於血液無法通過，就成為「梗塞」。睡眠呼吸中止症，會誘發內皮細胞受損，加速動脈硬化和粥狀動脈硬化的產生。

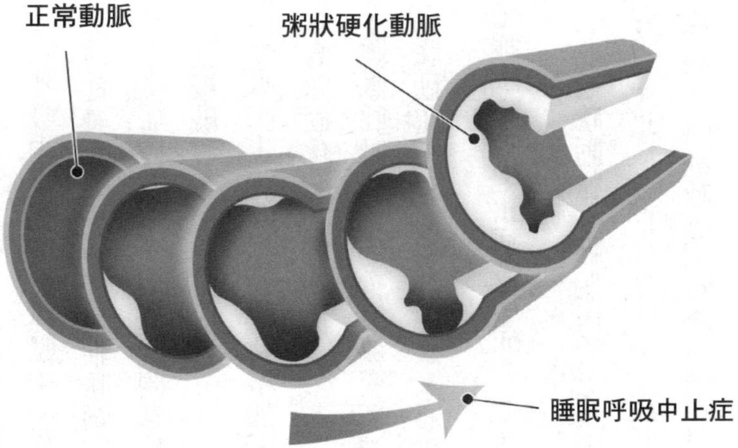
正常動脈
粥狀硬化動脈
睡眠呼吸中止症

睡眠呼吸中止症加速動脈硬化和粥狀動脈硬化的原因包括：

1.阻塞型睡眠呼吸中止症會在睡眠中引起反覆短暫性的缺氧，刺激加強交感神經活性，以及活化發炎因子，造成動脈粥狀動脈硬化。

2.睡眠呼吸中止症會導致長期夜間間歇性的缺氧，身體會產生很大的氧化壓力，導致內皮細胞被破壞。

3.患有睡眠呼吸中止症的患者，會增加冠狀動脈裡面血液黏著因子的附著，很容易形成粥狀動脈硬化。

整體來說，睡眠呼吸中止症會導致交感神經上升、心臟心輸出的增加、心臟受損以及粥狀動脈硬化，進而引發中風、心肌梗塞等嚴重疾病，不容忽視。

壽終正寢其實是睡眠呼吸中止症後遺症

研究發現，在冠狀動脈心臟疾病的患者中，有非常高比例伴隨睡眠呼吸的問題，包含睡眠呼吸中止症。百分之九十四的冠狀動脈心臟疾病女性患者，有睡眠呼吸中止症的問題。睡眠呼吸中止症最常發生的時間是晚上十點到早上六點之間，它會造成身體缺氧、血管收縮，引發在夜間血壓升高。因此心臟病的患者有不少的機會在睡夢中心臟病發作而導致夜間猝死。

很多人聽到長輩在夜間睡夢中過世都會為他們高興，覺得福氣夠，誤以為「壽終正寢」，但其實在夜間猝死的人，有很高比例是因為睡眠呼吸中止症，由於血壓衝高，造成腦血管破裂而死。

中風的危險時刻是清晨快要醒來前的一、兩小時，此時人體處在快速動眼睡眠期的低張力睡眠狀態，且伴隨高度的血壓震盪，若呼吸阻塞，導致腦溢血死亡的機率最高。

睡眠呼吸中止症嚴重攻擊心血管

心臟是人體需要氧氣最多的器官，心臟和心肌正常收縮會用掉百分之七十五的氧氣，只留下百分之二十五供給其他器官使用，心臟氧氣和養分的供給則透過冠狀動脈，所以冠狀動脈血流的口徑寬窄與流速就成了心臟氧氣供應的關鍵因素之一。

當心肌收縮時，肌肉深層的冠狀動脈會受到擠壓，大約會減少百分之十到二十的冠狀動脈口徑，阻力增加，血流量相對地就會降低，因此冠狀動脈的血流量，就會讓在心臟當中各種不同的物質與信號能夠迅速地調節。

因為睡眠呼吸中止症會導致氣道阻塞，阻塞發生時，氧氣就會開始往下掉，而身體細胞產生的二氧化碳又無法馬上排除，所以在氧氣減少、二氧化碳增加的情況下，會讓身體的化學感應器馬上感受到氧氣不足。這樣的化學感應，導致身體有幾個反應會馬上出現，第一個反應就是交感神經增強，很容易導致像是四肢和身體各器官的微血管收縮，造成血壓升高。交感神經的增加也會加速心跳和心輸出。也就是說，睡眠呼吸中止症一發生的時候，只要阻塞時，上述現象也會同時發生。

睡眠呼吸中止症為何會對心血管造成很大的傷害？最重要的是上呼吸道塞住，就好像把鼻子塞住。當呼吸道被塞住又硬要呼吸時，我們的胸就會上下震盪，胸內壓呈現極度負壓、極度正壓反覆交錯的情形，最後心臟血管壁因為胸內壓反覆強烈震盪，致使內皮細胞受到很大的壓力，最後造成內皮細胞失調，進而受損。

輪大夜班工作者罹患心臟病的機率多兩倍

有很多研究證實，輪大夜班者會增加心血管疾病發生的機會。卡達的研究發現，一般的輪班工作者，比白天工作者罹患心臟病的機會多出一倍。冰島的研究也建議，輪夜班會增加心血管和心臟病的發生機會，所以輪大夜班的工作者必須從飲食及運動著手，預防心臟病的發生。

改善打鼾或睡眠呼吸中止症，防止心臟肥大和心臟細胞凋亡

缺氧會讓心跳馬上增快，若長期缺氧，心臟必須長期強力輸出血液，因此造成心肌肥大。研究顯示，有睡眠呼吸中止症的人，左心室的體積會變大百分之十五以上。

長期打鼾或患睡眠呼吸中止症者，由於身體在晚上長期間歇缺氧，所以讓身體處在「慢性發炎」的狀態，心肌裡的部分細胞會逐漸自然死亡，醫學上稱之為

「心臟細胞的凋亡」。而缺氧、氧化壓力、慢性發炎，也都會加速心臟細胞凋亡的數量。

由於心臟的心肌細胞並沒有再生能力，當心肌細胞死掉的時候，就會被心臟的纖維母細胞所取代，所以原本死掉的心肌細胞的位置就會變成纖維細胞；當纖維細胞變多時，就成了「心臟纖維化」，心臟的收縮功能就會越來越差，慢慢地走向心臟衰竭。

睡眠呼吸中止症引起夜間頻尿

研究發現，睡眠呼吸中止症患者的遠端腎小管水分再吸收功能降低，尿量和尿鈉排泄量則會異常增多，也就是夜間缺氧越嚴重，單位腎血流量下產生的腎小球濾過液就越多，呈現所謂的腎臟高濾過狀態。濾過液就是我們所知的尿液，也就是會有多尿的狀況發生。

另一研究顯示，睡眠呼吸中止症患者夜間血壓和夜間排尿量都要比健康人高，有學者發現睡眠呼吸中止症者夜尿增多，和打鼾一樣，敏感度高達百分之八十四點八，準確率可達百分之八十點六，但只要經過連續式正壓呼吸輔助器治療，夜尿症狀可以明顯改善。

睡眠障礙引起慢性腎臟病

在慢性腎臟病患者身上，經常可以發現同時患有「阻塞型睡眠呼吸中止症」，我和丁化醫師從研究中發現，中年以上成年人尿蛋白增加的關鍵因素是「睡眠呼吸中止症」，甚至比肥胖或糖尿病還更具關鍵性的影響力。

微量蛋白尿是腎功能的預測指標，代表早期全身血管內皮細胞異常和動脈粥狀硬化傾向。微量蛋白尿常見於糖尿病腎病或高血壓腎病，是早期腎臟受損的表徵。蛋白尿出現其實與心血管疾病、腦血管病變、腎血管病變皆有高度的相關性。

睡眠呼吸障礙是傳統所認知會引起慢性腎臟病惡化危險因子外的一項新的危險指標。「睡眠呼吸中止症」會引起血管和腎臟損傷，主要是因為睡眠呼吸中止症患者會反覆地呼吸停止和間歇性缺氧，伴隨夜間高碳酸血症和睡眠結構紊亂，導致腎內血管靜水壓升高、產生大量的氧自由基，損害腎組織結構，包括損害腎的過濾組織和血管。

睡眠呼吸中止症對腎臟、血管疾病的誘發是一個很重要的危險因子，所以打鼾很嚴重的腎臟病患者，一定要另外接受睡眠檢查。

輪大夜班年資越久，中風的危險性越高

美國密西根大學從一項針對護理人員持續七年的追蹤研究中發現，其中有百分之六十的護理人員至少有一年輪到大夜班工作經驗，

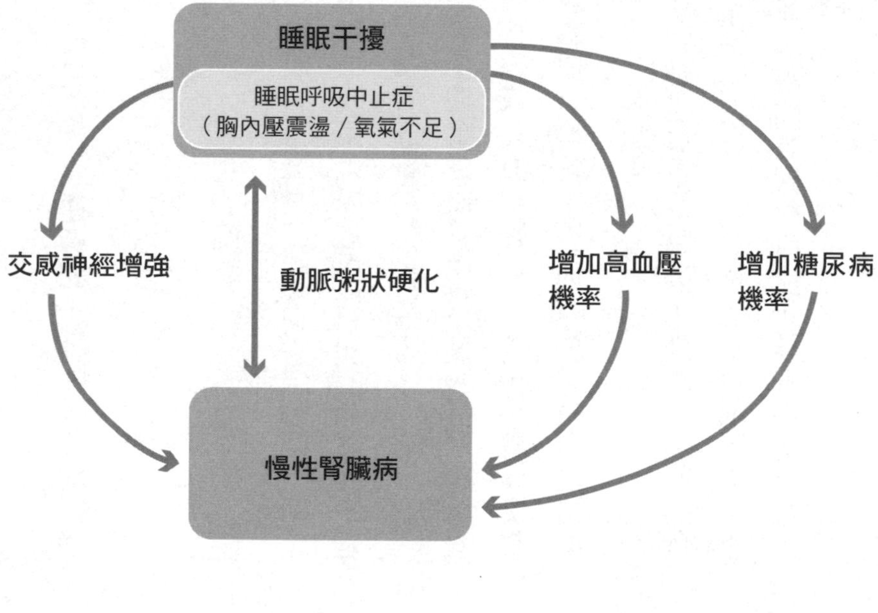

其中具有十五年以上經驗的輪班女性護理人員，發生中風的比例最高；每多五年的輪大夜班經驗，中風的機率就增加百分之四。也就是說，輪大夜班時間越久，中風的危險性就越高。

每天睡不到六個小時，提高中風危險

美國睡眠醫學會公布的一項研究發現，每晚睡不到六小時的人，會增加中風的危險。根據另一項研究，新加坡的科學家從六萬名華人的觀察發現，中年人睡不足六小時和至少睡九個小時的人，睡眠不足者或睡眠時間偏長者，中風機率都偏高。

東京自治大學研究報告指出，晚間睡眠時間少於七個半小時者，比起睡眠時間超過七個半小時者，中風或猝死的機率會增加四倍。五十五歲之後，每增加十年，中風的機率就會增加一倍以上。所以年紀越長，更要注意睡眠。

清晨睡眠期間最易中風

睡眠呼吸中止症患者會誘導高血壓，慢慢發展為缺血性心臟病，甚至誘發中風等潛在危險性。腦梗塞最常發生的時間是清晨睡眠時期，因為到了清晨，血液的水分較少、血液黏稠度較高，尤其是睡到清晨時期快速動眼睡眠期血壓的震盪特別大，中風發生的機會也特別高。

養成良好生活習慣，救腦、救心、救腎

改善睡眠品質並遠離打鼾或睡眠呼吸中止症的攻擊是極為重要的工作，這可以減少對腦部、心臟、腎三大器官的傷害。

● **終止打鼾或睡眠呼吸中止症：**華人罹患睡眠呼吸中止症的比例比歐美還高，四個人當中可能就有一位，加上睡眠呼吸中止症不容易自我察覺，所以進行睡眠檢測是相當重要的。

● **培養良好的運動習慣：**規律的運動可以改善血脂、糖尿病、高血壓、肥

胖、動脈硬化，降低心臟病、慢性腎疾病、腦中風發生的機會。世界衛生組織建議每週必須累計一百五十分鐘中強度以上的運動，例如跑步、游泳、騎自行車，每週五天、每天至少三十分鐘。

- **建立良好的飲食習慣：**少油、少鹽、少糖、多蔬果，配合多運動才能貫徹均衡力，營養的吸收與運用要達到最佳化，並排除過剩的營養，達到真正的營養均衡。調整飲食習慣和配合多運動可以改善血脂、糖尿病、高血壓、肥胖、動脈硬化，降低心臟病、慢性腎疾病、腦中風發生的機率。
- **擁有積極正向快樂的人生觀：**心理素質高度影響身體的變化，心理變化會藉由神經系統來調控身體的反應，同時也會慢慢地透過荷爾蒙來調節全身各系統的反應。

第十章　睡不好，容易罹癌，死神提早來敲門

癌症又稱為惡性腫瘤，是由於某些因素導致人體細胞不正常的增殖。由於癌細胞繁殖速度相當快，且具有高度侵犯性及轉移性，導致致死率極高。

癌症三十幾年來持續位居國人第一大死因，不少人聞癌色變。男性罹癌發生率為女性的一點三倍，而癌症發生年齡的中位數為六十二歲，四十歲或五十歲罹癌者也不在少數。

近幾年發生人數最多的前四大癌症，依序為大腸癌、肝癌、肺癌及乳癌。

大腸直腸癌、肝癌、肺癌、乳癌成因

大腸直腸癌發生的主要原因與生活、家族史和攝取高熱量、高脂飲食，以及酒精、吸菸、睡眠品質高度相關，至少百分之十的大腸直腸癌與缺乏運動有關。

肝癌則是台灣癌症中死亡率最高的，其中B型肝炎所引起的肝癌，男性約占

八成左右，其他因素則包括C型肝炎和酒精引起的肝硬化，因此肝癌首重預防B型及C型肝炎，並且少喝酒。

近年來，罹患肺癌的比率直線上升，主要是空氣污染和吸菸所造成的。吸菸是引起肺癌的主要原因之一，男性吸菸者得肺癌的機會是不吸菸者的十倍。肺癌主要可分為大細胞肺癌和小細胞肺癌，小細胞肺癌病患被發現時，通常已經有廣泛擴散及遠處轉移，死亡率很高。

乳癌占國人女性癌症發生率的第二位。乳癌是從乳腺的上皮細胞或小葉生長出來的一種惡性腫瘤，可以經由血液或淋巴系統轉移到其他器官。現在乳癌方面的治療相當進步，有關單位也不斷地宣導自我乳房檢查，如果能夠提早發現，五年存活率高達百分之九十八。

睡不好、輪班工作者，癌症容易上身

根據國外許多研究數據顯示，睡不好、失眠或輪班工作者，會提高人體罹患各種癌症的風險，例如有研究發現，男性輪班工作者罹患攝護腺癌的比率比從來沒有輪班工作的人增加了二點七倍，肺癌是一點八倍，大腸直腸癌為兩倍，胰臟癌二點七倍，膀胱癌一點七倍，其他像肝癌、卵巢癌、乳癌也都是睡眠不好會誘發的癌症。

一、大腸直腸癌

二〇一一年的研究報告發現，平均睡眠時數小於六小時的人，大腸直腸癌的罹患機率會增加百分之五十。二〇一三年貝勒醫學院的研究發現，停經後婦女如果睡眠時間過短（小於五小時）或過長（大於九小時），大腸直腸癌的罹癌機率都會明顯增高。美國哈佛醫學院的研究發現，每個月輪班至少三次、持續十五年以上，大腸直腸癌罹患的機會也有明顯增加。

二、肺癌

美國追蹤二十年的研究發現，輪班工作者日夜週期錯亂，會增加罹患肺癌的機會。抽菸是肺癌最主要的危險因子，而日夜顛倒則是第二個衝擊肺癌的危險因子。

三、乳癌

伊朗二〇一三年的研究發現，女性輪班工作者的月經週期容易受到干擾。二〇一三年香港中文大學整合十篇的研究發現，女性大夜輪班工作者累積的年資越久，罹患乳癌的機會越高，每多五年罹患率增加百分之三。美國約翰霍普金斯大學整合十五個研究之後，也得到相同的結論，證實女性輪班工作者罹患乳癌的機率確實會增加。

睡太多、睡太少，都會增加死亡率

長期失眠會影響壽命，根據國外一項調查發現，每天睡眠不足四小時的人，比每天睡眠正常的人死亡率要高出兩倍。另一個研究發現，睡眠時間五小時比起七小時的人，罹患各種疾病的機會多一點七倍，導致死亡的機率增加了兩倍。至於睡太多的人，相對壽命也比較短，根據美國一項調查發現，每天睡眠超過十小時的人，要比每天正常睡眠七至八小時的人死亡率要高出一點五到兩倍。

其實偶爾睡太多不會引起壽命減少，但是每天睡超過十小時的人，睡眠品質八成是出了問題，因而導致壽命較短。

白領輪班工作者死亡率較高

瑞典針對兩萬多人進行長達二十年的研究發現，白領的大夜輪班工作者死亡率約增加二點六倍，但藍領的大夜輪班工作者則沒有發生此種現象。此研究顯示藍領的活動量較高，坐辦公桌的時間相對較少，對於輪大夜引起的傷害相對降低。

養成良好的生活習慣，遠離癌症、延年益壽

● **養成良好的運動習慣**：規律的運動可以改善血脂、糖尿病、高血壓、肥胖這些癌症的危險因子。強度較高的有氧運動則能激發身體的抑癌基因，因此世界衛生組織建議每一週必須累計一百五十分鐘、中強度以上的運動，例如：跑步、游泳、騎自行車，每週五天，每天至少三十分鐘。根據研究，運動強度越高越能抑制癌症發生。

● **養成良好的飲食習慣**：調整飲食習慣也可以減低癌症發生的機會，抗癌飲

食首重食材的安全性，例如吃無農藥蔬果、無抗生素、沒有生長激素的肉類，採取少油、少鹽、少糖的烹調方式；多吃蔬果、高纖食物對預防大腸直腸癌很有幫助。此外一定要戒菸、戒酒。而除了均衡飲食，配合運動才能貫徹體內的均衡力，讓營養的吸收與運用達到最佳化，並將過剩的營養排除，達到真正的營養均衡。

● **擁有積極正向、快樂的人生觀：**癌症並不可怕，怕的是沒有決心改變。改變必須從睡眠開始，透過運動力來吸收足夠的能量，貫徹均衡力、徹底改變體質，並且改掉不良的生活習慣。

● **定期健康檢查：**每年應該定期做全身健康檢查，早期發現疾病，早期治療。女性應養成每個月自我檢查乳房的習慣。

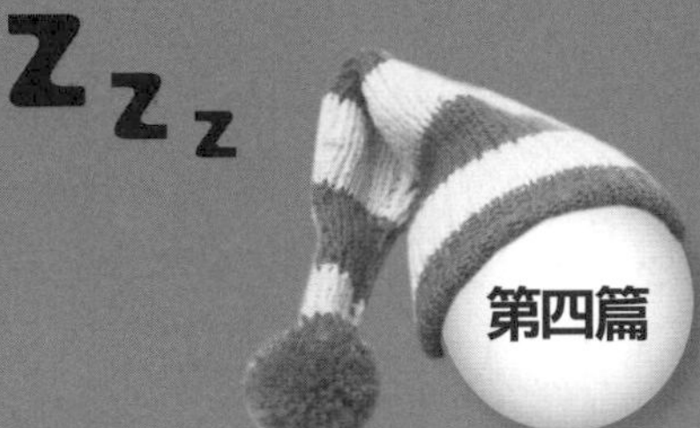

第四篇

如何睡，一夜好眠

第一章　養成良好的睡眠習慣

我們已經知道日常生活中的許多問題以及各種疾病，都是沒睡好惹的禍，所以養成良好的睡眠習慣是人生中相當重要的課題，唯有夜夜好眠，才能擁有健康幸福的人生。

時間管理，由好睡眠開始

每個人都應該要妥善規劃自己的時間，並列出時間管理的優先順序。以我個人來說，睡眠時間最為重要，其次是與家人一起運動的時間，最後才是工作。如果沒有健康的身體，再多的財富與成就都會付之一炬，所以時間管理應該要從擁有良好的睡眠做起。

維持固定的上床和起床時間

我們的睡眠生理週期與白天日出與夜晚日落的週期循環、褪黑激素的濃度變化息息相關，所以除了飛行時差等無法抗拒的因素外，應該盡可能固定時間上床睡覺與起床，尤其是起床，因為延後起床時間很容易引起睡眠週期的改變。

大多數人都不曾深入了解睡眠的重要性，因此才會隨意改變睡眠週期、占用睡眠時間來工作或讀書，殊不知影響睡眠將會付出無可挽回的代價！

睡眠受到干擾不只影響隔天的工作表現，更深深影響身體多個重要器官的健康，因此千萬不要延後睡眠時間超過兩個小時，睡眠時間也不應少於六個小時，熬夜或是剝奪睡眠更是萬萬不可！

孩子的睡眠健康管理，是父母親的責任

嬰兒出生後就需要大量的睡眠，一直到學齡前所需要的睡眠時間，都會多出父母親幾個小時。如果勉強孩子配合父母親的睡眠週期就寢或起床，長期下來會

造成兒童腦部發育不健全，還會產生對身體無法恢復的傷害，所以父母必須嚴格規定孩子的就寢時間。

建議晚上八點就應該關掉電視，督促孩子們上床睡覺，並且禁止使用3C產品，營造一個安靜的睡眠環境。

倘若小孩常從睡夢中嚇醒、哭鬧，別以為他只是單純作噩夢，另一個原因可能是患有睡眠呼吸中止症，或是有其他睡眠障礙的問題。只要孩童經常在夜裡醒來或白天嗜睡，父母應該帶著孩子到合格的睡眠中心進行睡眠檢查，避免因為潛在未知的睡眠問題，造成孩子們在健康方面的傷害。

足夠的睡眠有助於學生腦力的發展，長期記憶力也會因此而增強。熬夜念書對學業成績未必有效，倒不如早睡早起，利用清晨六點到七點這段腦部短期記憶最強的時候，背誦記憶性知識，更能達到事半功倍的效果。

許多青少年因為缺乏相關的睡眠健康知識，經常熬夜念書或玩線上遊戲，導致身心損傷，父母及老師應該多提供青少年正確的睡眠知識跟概念，引導他們走向身心健康的人生。

堅守睡眠時間，做不完的工作，明天再說

現代人工作壓力大，時間總是不夠用，但無論時間再怎麼不夠用，也絕不能輕易地占用睡眠時間，反而應該從改善工作效率、適度移轉壓力等方面著手，否則長時間工作，缺乏休息，再加上壓力，只會影響睡眠、危害健康，對工作表現一點幫助也沒有。

如果就寢的時間到了就該上床睡覺，建議睡前可以簡單列出目前的煩惱或尚未完成的事情，把它們當作明天的目標，將壓力和焦慮轉移到明天，否則今天睡得不好，明天能量就會不足，到時只剩下疲憊不堪的身體，根本無法應付明天的壓力，如此日復一日下去，最後只能背負著沉重的壓力，掉入疲勞的惡性循環裡，落得過勞的下場。

此外，睡不好也會造成身體修復系統運作不佳，長期下來會惹出一身疾病。

養成輕鬆入眠的習慣

當人體的副交感神經作用偏高時，身體會有放鬆的感覺；反之，交感神經作

用偏高，則會亢奮、緊張，因此晚上睡覺前應該盡量做一些容易放輕鬆的事情，例如聆聽節奏和緩的古典樂。

此外，晚上睡覺也可以幫助我們鞏固正向的記憶或刪除白天不好的記憶，因此睡前不妨回顧一下想記住的事情、或是一些甜美愉快的回憶，自我引導成正向情緒，這樣不僅有助於輕鬆入眠，也有助於心理健康。

睡前的舒緩放鬆技巧

讓身心放鬆有許多方法，利用紓壓的物理方式，也可以達到安眠的效果，例如腹式深呼吸、肌肉放鬆以及全身肌肉的伸展。

一、腹式呼吸法

將兩手輕置於腹部，雙肩務必放鬆，吸氣時感覺腹部會逐漸充滿空氣而鼓起，吸氣與呼氣的時間約一比二，也就是大約吸氣四秒、吐氣八秒，吐氣時噘嘴並緩緩地把氣吐出，此時雙手也會感覺腹部逐漸下降。

腹式呼吸法

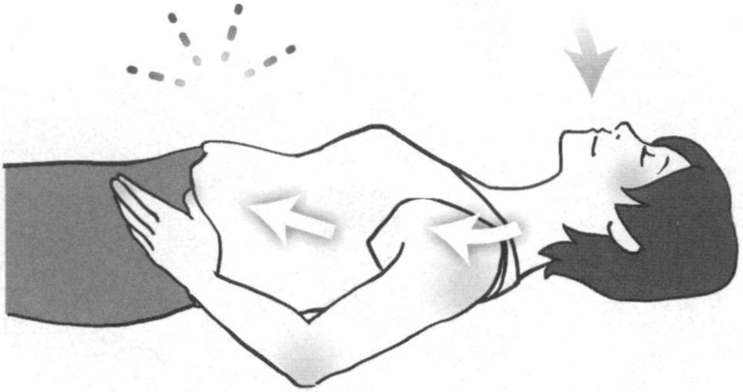

鼻子吸氣，腹部會凸出

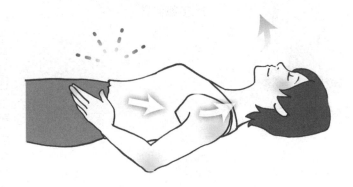

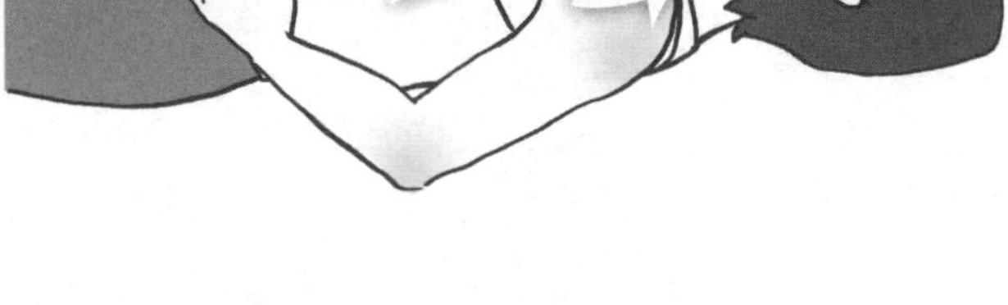

噘嘴吐氣，腹部會內縮

二、全身肌肉伸展

伸展運動是放鬆肌肉最有效的方法之一，以下是常用的伸展動作，每個動作約維持十秒鐘，配合自然呼吸即可。

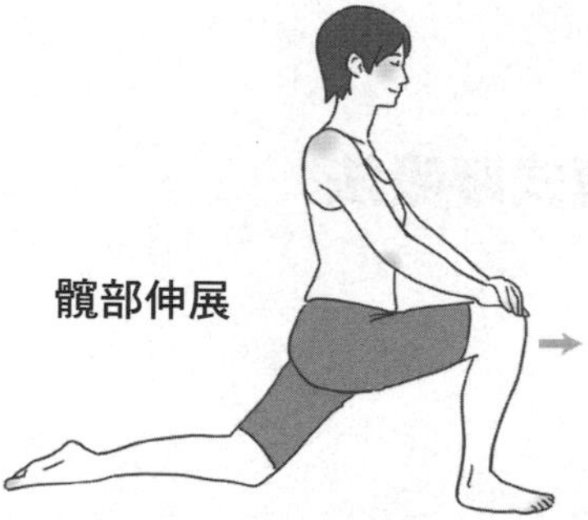
髖部伸展

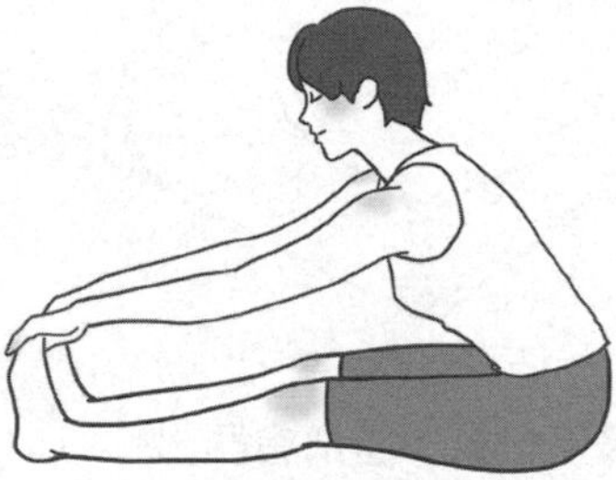
腿後部伸展

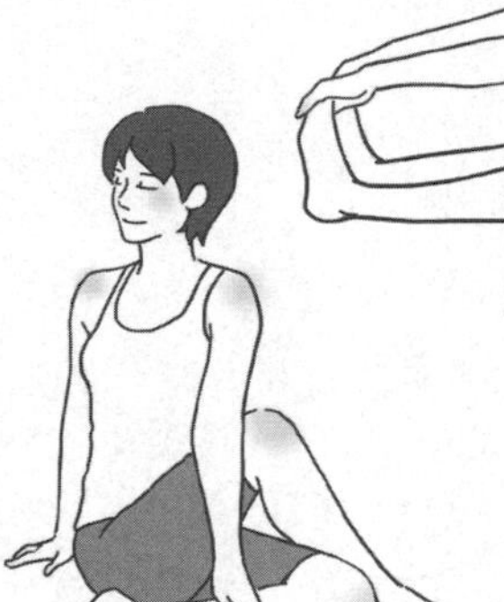
腰部伸展

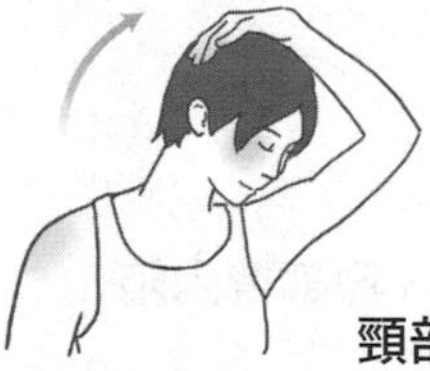
頸部伸展

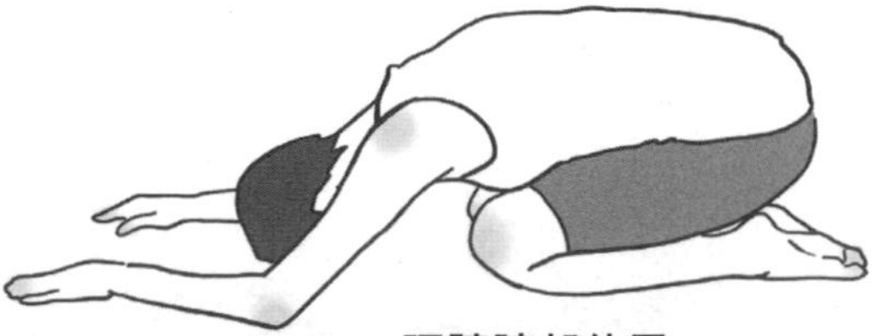

腰髖膝部伸展

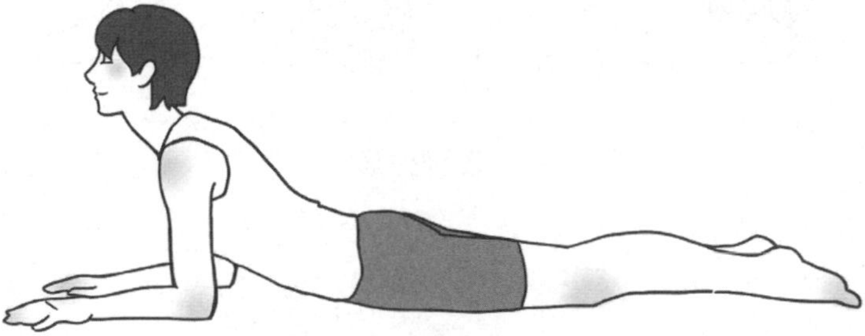

腰部伸展

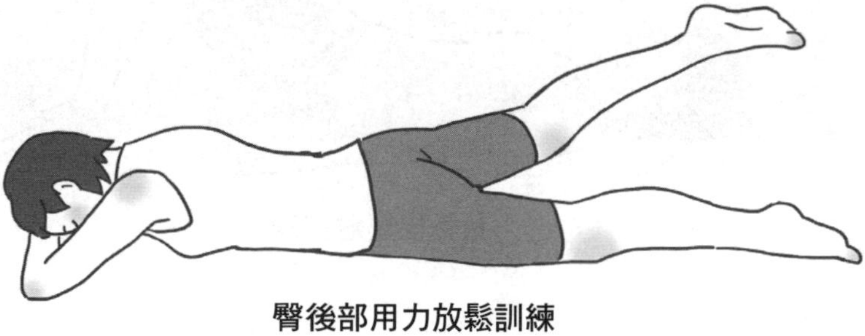

臀後部用力放鬆訓練

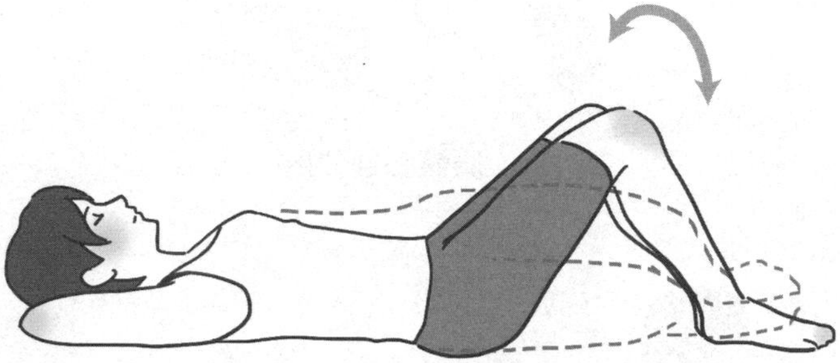

腰部伸展

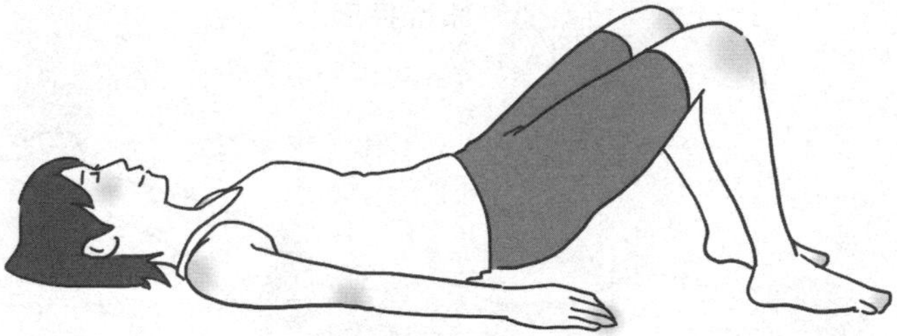

抬臂後放鬆訓練

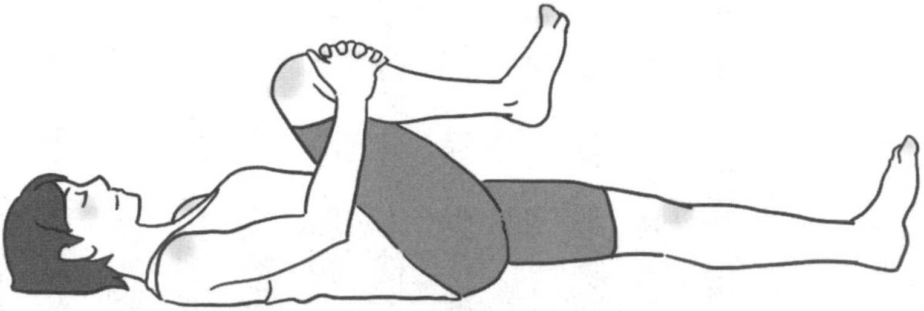

髖部伸展

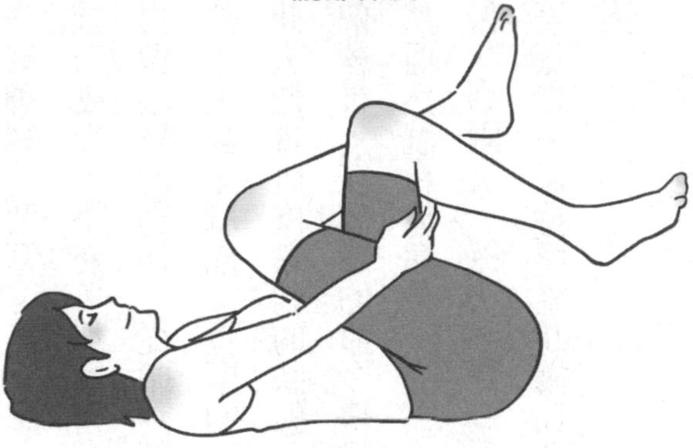

臀後部伸展

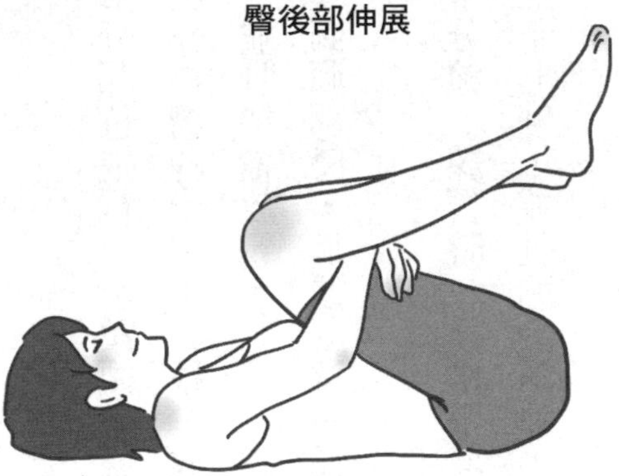

髖部伸展

三、肌肉放鬆技巧

經由極度用力、肌肉緊張，最後到放鬆的過程，透過感受肌肉放鬆的狀態，以減輕緊張情緒和降低交感神經的興奮。

以下是常用的放鬆技巧動作，不妨多加練習。

先做肌肉拉緊後，再做放鬆的動作。從頭到腳分部位進行，由額頭↓臉部↓口腔↓頸部↓肩膀↓手部↓上身↓腳部。拉緊的動作持續約十到十五秒，放鬆的動作持續約六十秒，藉此去體會肌肉鬆弛的狀態，並且持續放鬆。

當這樣的動作漸漸熟練後，在放鬆的命令傳達到腦部時，無須刻意做任何拉緊的動作，整個身體自然而然就會放鬆。

建議每天睡覺前練習一到兩次，每次十到二十分鐘，練習時，周遭環境必須安靜，光線可偏暗，穿著寬鬆，保持體溫為攝氏三十七度，並且閉上眼睛，除去視覺干擾，增加褪黑激素。

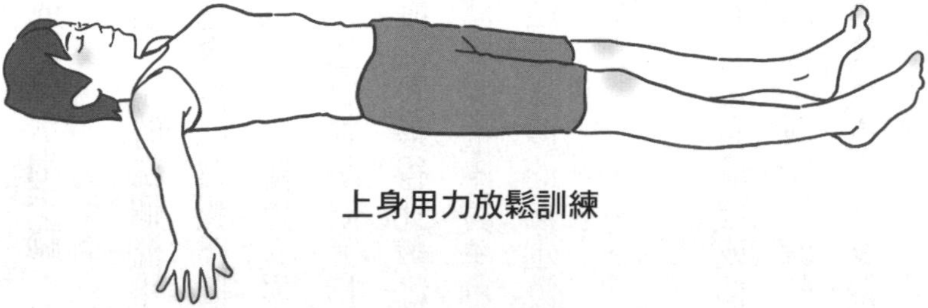

上身用力放鬆訓練

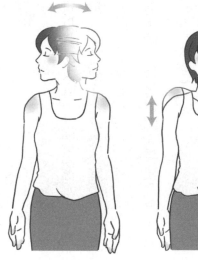

頭往左或右轉、
肩膀放鬆

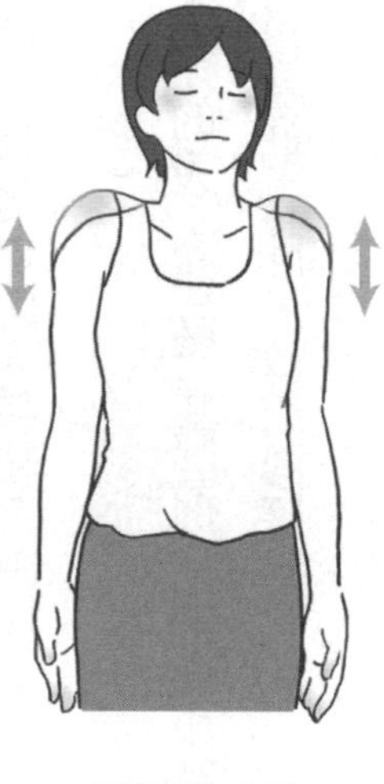

聳肩後放鬆

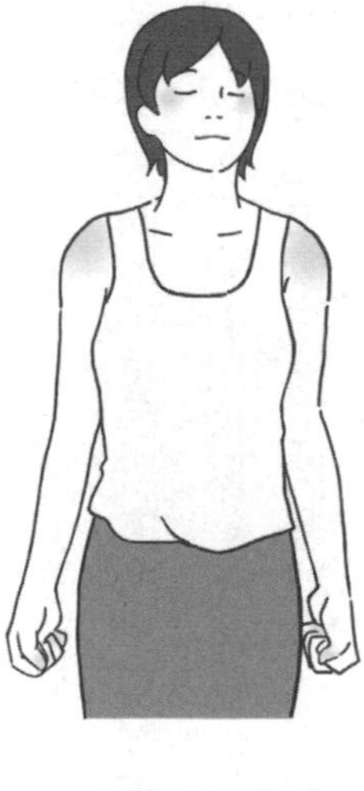

手用力握拳後
放鬆

溫水澡或溫熱水泡手腳，有助於放鬆

睡前一小時洗個溫水澡，也可以幫助入眠。當洗完溫水澡、離開浴室之後，人的體溫會開始慢慢下降，引發睡意。請記住，水溫不宜過熱，否則體溫升高，反而會抑制大腦褪黑激素的分泌，造成反效果。

另外也有睡眠研究指出，浸泡手腳同樣可以讓人較快入睡，並且還會主觀地認為睡眠品質變得比較好。

無法在家泡澡或手腳冰冷、睡不好的人，建議在睡前一到兩小時，以攝氏四十到四十一度的熱水浸泡手腳，可以幫助入睡，改善睡眠品質。

睡前按摩

沒有習慣做瑜伽或伸展運動的人，少動關節部位的肌肉多呈現緊縮的狀態，例如頭頸部、肩膀、背部以及腰部的肌肉，常會有肌肉緊繃或痠痛的現象發生，如果可以請枕邊人在睡前幫自己按摩，或使用按摩椅、按摩球按摩、沖溫水澡等方式，可以讓緊繃的肌肉放鬆，降低交感神經的興奮，提高副交感神經作用，幫助睡眠。

多曬太陽

明亮的陽光，有助於褪黑激素和睡眠覺醒週期的調節。試著每天至少享受兩個小時的陽光，白天盡量把窗簾打開，在光線日照充足的地方生活與工作；如果住家或工作場所不見天日、沒有對外窗，則可以考慮使用光療箱，模擬日光。利用清晨或傍晚太陽較小的時間在戶外運動，不僅可以接觸到陽光，也可以完成一天應該有的運動量。不過，在曬太陽的同時，眼睛千萬別直視太陽，以免視力受損。

晚上八點後，避免強光刺激或直射

晚上八點以後，腦內會開始增加褪黑激素的分泌，半夜兩、三點時，褪黑激素的濃度達到最高，足夠濃度的褪黑激素能幫助入睡，以及深層睡眠的進行。為了避免褪黑激素分泌降低，八點後應該避免接受強光刺激或直視電腦螢幕。

養成固定的運動習慣，維持足夠的深層睡眠

固定的運動習慣與充足的有氧運動，才能促成足夠的深層睡眠。可以選擇能使心跳加快、呼吸加深的有氧運動，例如快走、跑步、騎自行車、游泳等；每星期從事有氧運動的時間至少要一百五十分鐘，小孩則建議每週運動總時數至少三百分鐘。

運動讓人快樂，減少壓力、抑鬱和焦慮

中、高強度的有氧運動會讓人體的腦部釋放出腦內啡，腦中內生性的類鴉片神經分子釋放，讓我們感到快樂，還能減緩壓力、排除抑鬱和焦慮。因此多從事中等強度的有氧運動，並養成規律的運動習慣，就能擁有快樂情緒，相對來說，壓力、焦慮等負面情緒也會隨之排除，運動也會讓我們睡得更深、更健康。

午睡不超過二十分鐘，也不要睡回籠覺

我們白天的活動量如果足夠，夜間比較容易擁有良好的睡眠。對於已經退休的年長者，建議白天可以找些事情來做，例如從事社會志工活動、參與家庭日常工作或簡單的兼職工作等，盡量維持基本的活動量，幫助好眠。

白天午睡不宜超過二十分鐘，如果前一晚真的沒睡好，隔天可以小睡片刻，但不宜過長，因為日間超過九十分鐘的睡眠，很容易影響到夜間睡眠的連續性。

嚴重打鼾和睡眠呼吸中止症患者，側睡、趴睡比正躺好

常有人問我，什麼睡姿最好？答案是因人而異。正躺睡姿的比例最多，但是對於嚴重打鼾和有睡眠呼吸中止症的人，側睡、趴睡都比正躺來得好。正躺睡姿很容易讓上呼吸道因重力關係而塌陷，反倒是側睡或趴睡，呼吸中止的嚴重程度會減少一半，所以在臨床上會藉著改變睡姿來治療有阻塞型睡眠呼吸中止症的患者。

睡不著時不要一直躺在床上，以免失眠更嚴重

睡不著時不要一直躺在床上，也不要一直記掛、擔憂著「今天晚上要失眠了」，如此一來，只會令失眠情況更加嚴重。

如果一時無法入睡，那就離開床鋪，做點可以讓自己放鬆的事情，不要勉強自己一直躺在床上，否則很容易讓大腦產生一個錯誤的連結：躺在這張床上會睡不著！一旦這種錯誤的連結形成後，以後就更難入睡了。

另外，要避免在床上做睡覺以外的事，例如看書或玩手機，要讓身體和大腦都能明確地連結，躺到床上就是要準備睡覺。

追求正向力

隨時隨地調整自己的心情，蓄積潛在的正向力。凡事正面思考，不僅對事業和人際關係都有幫助，也可以讓自己身心愉快，遠離或減少失眠的問題。

任何人都可能有低潮或難以克服的心理障礙，此時應該試著向外求援、找人

傾訴，千萬不要感到丟臉或不好意思，必要時也可以求助於專業的心理治療師。

正向力對孩子的學習成長相當重要，父母應該以鼓勵代替責罵，建立孩子的自信心，並且依照自己的興趣和志向發展。而家長也應以身作則，讓小孩能隨時隨地感受到父母的正面能量。

第二章　營造優質的睡眠環境

避免光線干擾

入夜後自然光減少，褪黑激素的分泌也會逐漸增加，如果此時大量使用人工燈光或讓強光直射眼睛，就會抑制身體的褪黑激素，所以盡量使用低瓦數的燈泡，避免引起失眠，並且養成至少睡前一小時就關閉所有電視、電腦等電子用品的習慣。

避免噪音干擾

臥房是專門為睡覺而設置的空間，因此防止噪音的干擾，是布置臥房的重點需求。

噪音是造成現代人莫名壓力的主因之一，不僅會引起精神方面的疾病，甚至會導致心血管疾病；一旦睡眠因為噪音干擾而惡化，則會間接引發多種疾病。

蓋新房子或重新整修臥房時，應該特別重視窗戶的隔音，臥房位置也應該避開公共電梯機械運轉聲，維持臥房的安靜。

避免電磁波干擾

研究發現，白老鼠經常暴露於電磁場中，松果腺功能與褪黑激素的分泌節律會因此而被打亂。其他關於人體的研究則顯示，人們長期暴露在低電磁場中，也會顯著影響松果腺的功能。

研究者發現，工業化國家的乳癌罹患率升高，可能因夜間照明及電磁場增加，褪黑激素分泌遭到抑制所引起。許多公共場所，包括工作與居家環境都有許多電線，大量增加人體與電磁場的接觸；為了避免這類干擾，臥房裡面不該放電視、電腦、平板、手機等電器用品，睡覺時更不要將手機、平板電腦等３Ｃ產品放在離頭部不遠的床頭櫃，避免頭部受到近距離的電磁波影響而干擾睡眠。

臥房不該放電視

許多人喜歡放台電視在臥房裡，沒事就賴在床上看電視，甚至看到睡著；有些人則會在臥房工作、使用電腦，但這些都是不利於睡眠的壞習慣，而且還容易因為姿勢不良，導致腰痠背痛。

臥室是用來睡覺的地方，應該要讓自己習慣性地將臥室與睡眠聯想在一起，也就是當我們躺在臥房的床上時，大腦就會立刻產生「我想要睡覺了」的信號。整體而言，臥室環境應該要越單純、越安穩，才有助於入眠。

調整臥房溫度

室內溫度太冷或太熱都會影響睡眠品質，睡覺時可以選擇棉質或舒適的睡衣，厚薄長短則因季節而異，夏天的涼被和冬天的保暖棉被也要適時地替換。如果睡覺時覺得有點冷，還是會熱到流汗，應該調整睡衣與棉被的材質，因為唯有舒適的體感溫度，才能擁有良好的睡眠。

最貴的床不一定最好

我們每天有將近三分之一的時間躺在床上睡覺，因此床的選擇相當重要。許多人在買床時會坐在上面試試床的彈性及軟硬度，這其實是不對的，最好的方式應該是要去試躺和試睡各種不同的床墊與枕頭。

試躺時也應該依照習慣的睡姿來測試，例如習慣側躺的人，試床時就要以側躺的方式來判斷躺在哪一張床上最想睡、感覺哪張床可以每天陪伴自己八個小時。如果夫妻睡在同一張床上，那麼在選購時，雙方都必須一起去試躺。

床是我們每天睡覺八小時最基本的配備，所以要仔細、審慎地選擇。如果床睡久了變得太軟、凹陷，就要趕快換張新床，否則有可能產生肩頸痠痛、腰痛、背痛等問題。

床太小或太擠也不好

每個人的睡姿不同，有人習慣正躺，有的喜歡側睡或趴睡。一般而言，只要睡覺時能讓僵硬的肌肉得到伸展、放鬆，感覺舒適即可。另外床的大小也會影響睡眠，一個身高一百九十公分的大男人縮在一張小小的單人床上，無論採取哪種睡姿，肯定都無法好好伸展，反而讓肌肉僵硬，睡醒後腰痠背痛。

許多熱戀中的男女朋友或新婚夫妻，喜歡相擁入睡，或是男友把手臂給女友當枕頭，表現愛意，但也可能因此把手臂的神經傳導給壓壞了，也就是所謂的「星期六夜晚症候群」，而睡眠品質也會嚴重惡化。

睡姿不同，枕頭高度也要不同

因應不同睡姿，枕頭高度也應該不同。我個人習慣趴睡，所以選擇高度較低的趴睡枕，至於習慣側睡的人可選擇較高的枕頭。無論是正躺、趴睡還是側睡，枕頭過高或過低，都會對健康造成損害。

枕頭過高時，不僅無法「高枕無憂」，反而容易導致一些與老化相關的疾病產生；如果不用枕頭，或是枕頭過低時，則無法完全支撐頸部，所以枕頭的高度必須躺下之後，將頭的重量全部放到枕頭上面，確實感受舒適度與高度才能決定。

枕頭的填充物包括一般海綿、記憶海綿、羽絨、棉花等。每個人適應的材質不同，最簡單的方法就是找機會試躺各種不同材質的枕頭，例如趁著出差、旅遊時在不同的飯店裡試試不同的枕頭，如果其中幾款適合自己，可作為購買枕頭的參考。另外容易過敏的人，則要選擇防塵蟎材質的枕頭。

床的位置影響睡眠

床位的擺放不宜太靠近窗戶和門口，因為窗外或門外的干擾都可能直接影響睡眠。另外，要移開臥房的時鐘及電話，勿讓時鐘、電話所發出的聲響干擾睡眠。

睡眠呼吸中止症患者應佩戴連續式正壓呼吸輔助器睡覺，也可以考慮趴睡枕或側睡枕

睡眠呼吸中止症的患者正躺時，呼吸中止的症狀很容易加重，所以正躺睡覺時必須佩戴上合適的「連續式正壓呼吸輔助器」，避免長期夜間缺氧所帶來的嚴重傷害。如果沒有佩戴連續式正壓呼吸輔助器時，則必須改為側睡或趴睡，以減少睡覺過程中所造成的呼吸阻塞，記得也要選擇適合個人的趴睡枕或側睡枕。

鼾聲太大者，應接受治療或使用單獨的臥房

大多嚴重打鼾的患者都需要佩戴「連續式正壓呼吸輔助器」，或選擇「靜音式的持續正壓呼吸器」，或者也可選擇佩戴牙套、或戴上防止正躺的睡姿矯正設備，不但能改善自己睡眠中止症的問題，也避免影響到枕邊人的睡眠品質。如果家中空間足夠，建議尚未治療的打鼾者單獨使用一間臥房，以免影響其他人的睡眠品質。

第三章　吃對食物，夜夜好眠

咖啡上癮者，小心咖啡中毒

有失眠問題的人，首先必須檢視自己是否攝取了過多的興奮劑——「咖啡因」而導致入睡困難。咖啡因含有adenosine接受體的抑制劑，它是一種抑制性的神經傳導物質，當adenosine被阻斷時，神經會產生興奮作用。一般咖啡因代謝需要八至十二小時，因此有些專家建議，午餐過後就應該避免咖啡因的攝取。特別要注意的是，晚上在外面聚餐，餐廳常常會提供免費紅茶、無限暢飲，如果就這樣不經意地一杯接一杯，晚上回到家肯定會徹夜難眠！

至於無論喝茶或咖啡都不會受到影響，而且從來沒有失眠的人，也不能輕忽咖啡和茶的影響力。理論上，咖啡因仍舊會使腦神經興奮，讓睡眠變得比較淺或是睡眠總時數變短。

根據二〇一三年義大利卡塔尼亞大學的研究發現，青少年每天喝十毫克的咖啡因，將導致平均的睡眠時間從九點五個小時減少到八點五個小時，因此長時間喝咖啡，可能導致長期睡眠不足，甚至造成過度依賴咖啡提神，沒喝咖啡就無精打采，無法提振精神、專心工作，到最後變成惡性循環，導致長期睡不好。

失眠者晚上忌食綠茶、紅茶、可樂、巧克力，改喝菊花茶或麥茶

綠茶、紅茶、可樂、巧克力都含有咖啡因，對咖啡因比較敏感的人要注意飲用的時間，喜歡喝茶但有失眠問題的人，可以用菊花茶來代替，它有鎮定、舒眠作用。

近年來的研究顯示，菊花茶含有GABA抑制性的神經傳導物質，能夠抑制鎮定神經。另外喝麥茶同樣有助眠的功效，有些中醫師則會推薦陳皮甘麥茶、大棗甘麥茶或銀花酸棗仁茶，可寧心安神，增進睡眠品質。

人參茶可能引起失眠

我有位好友在竹科上班，時常熬夜加班，三十六歲那一年公司體檢報告上出現一堆紅字，從那時開始，他持續運動、注重養生，為了睡眠品質，中午過後就不再碰咖啡或茶，但令人困擾的是，他還是常常需要在床上躺一、兩個小時後才能睡著，如果遇到隔天需要早起，甚至必須靠安眠藥入睡，初步懷疑是得了延遲睡眠症候群。

後來我幫他將可能造成失眠的原因一項一項排除，赫然發現他的失眠竟然是人參茶惹的禍！為了養生，他每天把人參茶當水喝，讓他感覺精神體力變得更好，連睡前也一定要喝一杯才上床，於是我建議他在早上或中午喝人參茶，睡前八小時就不要再喝了，從此之後，他就再也沒有失眠的煩惱，也把安眠藥丟了。

人參茶雖然不像咖啡因那麼強烈地會讓神經產生興奮，但也有類似咖啡因提神醒腦的作用，讓人精神充沛，所以睡前除了含咖啡因的飲料之外，人參茶也盡量避免。

酒精嚴重影響深層睡眠

韓國首爾建國大學醫學院的研究報告提出，酒精會影響睡眠和導致白天嗜睡。雖然酒精能誘導入眠，並且在夜間睡眠的前半部增加非快速動眼睡眠和抑制快速動眼睡眠的效果，但是到了夜間睡眠後半部，酒精不僅降低非快速動眼睡眠的效果，還會增加淺層睡眠、夜裡頻繁醒來及快速動眼睡眠反彈，嚴重影響後半夜的深層睡眠。

除此之外，酒精還會引發生理週期變化或核心體溫的改變。由於飲酒造成的睡眠中斷可能會導致白天疲勞和嗜睡，也會加重睡眠相關呼吸障礙，例如會使阻塞型睡眠呼吸中止更加嚴重。特別是老人對於酒精引起睡眠障礙的風險比年輕人更高，因為老人酒精代謝的狀況比年輕人差，因此睡前飲酒可能會導致老年人步行不穩定、跌倒和受傷的風險增加。

持續藉由飲酒來解決失眠往往導致更失眠，千萬不能把酒精當作安眠藥的替代品。

一定要戒菸

威斯康辛大學麥迪遜分校預防醫學部在一九九四年所做的菸草研究中發現，吸菸者患有睡眠呼吸障礙的風險是不吸菸者的四倍。每天抽菸量大於四十根香菸，患有睡眠呼吸障礙的風險最大。因此，在睡眠呼吸障礙的治療和預防方面，患者一定要戒菸。

抽菸和睡眠呼吸中止症兩者皆是心血管疾病的高危險因子，有睡眠呼吸障礙者一定要戒菸。

各種流行病學研究發現，吸菸和入睡困難、喚醒困難相關，一旦抽菸成癮後，尼古丁戒斷時也會干擾整晚的睡眠，所以最好遠離香菸。失眠者宜避免在小夜或大夜時段吸菸，因為香菸中的尼古丁成分是一種中樞神經系統的興奮劑，會導致心跳加快、血壓升高，容易造成入睡困難。

孕婦懷孕時一定要戒菸，遠離尼古丁，以免影響胎兒的健康。美國波士頓大學醫學院的公共衛生學院研究發現，懷孕時吸入尼古丁會令寶寶出生後患上睡眠呼吸中止症的機會增加一倍，因為尼古丁會擾亂新生嬰兒的神經系統，導致寶寶呼吸困難。除了香菸外，含有尼古丁的戒菸貼也具有危險性。

睡前避免吃太飽或太餓

睡前至少三個小時要吃完晚餐，但須避免吃得過飽，否則會導致消化不良或胃部不適。睡眠時身體活動量極低，吃下的東西很容易被身體吸收、囤積變成脂肪，造成負擔。吃喝過量，也容易胃酸逆流，影響入睡，但太餓的話也不好入眠。

睡前避免吃辛辣的食物

辛辣的食物（紅辣椒和辣椒）富含辣椒素，會刺激胃酸分泌，因此睡前吃太多辛辣食物，會使得身體溫度升高，並且擾亂睡眠週期，進而造成失眠。

安眠藥越少吃越好

急性失眠大多來自於壓力所造成的自律神經失調，或是某些興奮劑造成急性失眠；慢性失眠則是睡眠週期錯亂，或壓力荷爾蒙失調所造成。如果單靠安眠藥入眠，往往只能治標、不能治本。

安眠藥作用在大腦，長期服用多少會產生副作用，如記憶力、判斷力變差、白天精神不濟，甚至藥物用量必須不斷地增加，才能維持足夠的睡眠，因此不建議長期使用。

使用安眠藥雖然有助於入睡，但並不會改善睡眠品質。安眠藥可以讓失眠者感覺昏昏的、想入睡，但長期使用安眠藥會使失眠的問題更嚴重，絕對不要在沒有醫師的指示下，亂吃安眠藥。

藥物影響睡眠

某些藥物會破壞褪黑激素的自然循環，例如非類固醇消炎藥物、阿司匹靈、

β阻斷劑等。很多人頭痛、牙痛或生理痛時，喜歡自行服用消炎止痛藥，這是非常危險的事，如果沒有醫師指示而胡亂吃藥，反而會造成失眠問題。

多吃含色胺酸的食物，可縮短入睡時間

色胺酸是大腦製造血清素的原料，而血清素是重要的神經傳遞物質，可以減緩神經活動，讓人放鬆、引發睡意；腦內的血清素還會轉化成褪黑激素，有助於睡眠。研究發現，缺乏色胺酸的人會出現睡眠障礙或失眠，延長入睡時間，所以有失眠困擾的人可以多補充色胺酸。

色胺酸無法由人體合成，必須從食物中取得，所以均衡的攝取多類含色胺酸食物，應該是最佳的建議。含色胺酸的食物以魚、肉、奶類最多，其次為豆類與堅果類食物，例如黃豆、豆腐、杏仁、葵瓜子、南瓜子、腰果、開心果、黑芝麻等，都有高量的色胺酸，杏仁同時含有色胺酸和鬆緩肌肉的鎂。

蔬果中的番茄、洋蔥、黃瓜、櫻桃、香蕉等含色胺酸，而香蕉則是色胺酸含量最高和含鎂的水果。坊間也有一些助眠食品，例如蛹蛋白，主要是蛹含豐富的

色胺酸，是腦內製造血清素、褪黑激素的主要原料，經過補充可以幫助克服睡眠障礙功能，改善入睡困難。

花生含色胺酸、維生素B群、鈣、鎂、鋅等，是安眠食譜裡常見的食材，有助睡眠。此外研究發現花生葉晝開夜合的生物特性，內含某些元素確實有鎮靜安眠的功效。

睡不著時，來杯熱牛奶或熱豆漿吧！

上床前或睡不著時，喝杯熱牛奶或熱豆漿可以幫助睡眠。牛奶和豆漿都含有色胺酸，在人體中可以轉換成血清素與褪黑激素，能安定神經又有助入睡，如果沒有胃食道逆流或乳糖耐受不全、牛奶過敏的問題，是不錯的助眠方法。但是少部分嬰幼兒可能對牛奶過敏，在臨床上表現出失眠的症狀，必須仔細觀察。

色胺酸搭配維生素B群可以助眠

維生素B群能安定神經，色胺酸搭配維生素B群也能發揮助眠的效果。不過維生素B群雖然有助眠的效果，也不能吃得太多，以免精神越來越好。褪黑激素需要維生素Ｂ６合成，所以可以從食物裡補充維生素，例如甜椒、葵瓜子、香蕉等。

堅果類中則以葵花子、芝麻、南瓜子為首選，它們不僅富含色胺酸，也含有豐富的維生素Ｂ群。

富含維生素Ｂ群食物包括肝臟、全穀、小麥胚芽、堅果、酵母粉等。

失眠者應多吃含鐵、銅的食物

鐵、銅是造血必要的礦物質，有安神鎮靜的作用。鈣可抑制神經興奮、穩定精神，所以失眠者應該多補充鐵、銅等礦物質，注意不要缺鈣。

含鐵、銅的食物包括肝臟、瘦肉、魚、蔬菜等，平時可以多加食用；至於豆類則是幫助大腦補充鈣質的最佳食物，如黃豆、豆腐等。黑芝麻含有多種礦物質，大量的鈣、鎂能安定神經、幫助睡眠，適合對牛奶敏感的人食用。

蓮藕含有豐富的鐵質、纖維質與維生素Ｃ，具有安寧鎮靜的功效。

攝取含褪黑激素的食物

褪黑激素是促進夜晚安眠的主要激素，在入夜後分泌，如果褪黑激素不足，例如老年人或生理時差變化過劇的人，可盡量從天然食品中補充。

許多天然食物都具有產生褪黑激素的原料色胺酸、血清素等，例如蔬果中的番茄、洋蔥、黃瓜、櫻桃、香蕉等。特別是香蕉，除了能平穩血清素和褪黑激素外，還含有讓肌肉鬆弛效果的鎂元素。

具有能產生褪黑激素的還有穀物類食物，包括燕麥、玉米等，而牛奶、芝麻、南瓜子、杏仁果、黑核桃、薑等也可以攝取到褪黑激素。

由於褪黑激素需要維生素Ｂ６合成，所以也可以適度補充維生素Ｂ６食物，例如甜椒、葵瓜子等，或是使用口服維生素Ｂ６，也有助於褪黑激素形成。不過食物中的褪黑激素通常含量不高，因此國外有些地區，例如美國，就提供褪黑激素補充品，不過目前因為有些副作用，所以國內遲遲不准販售，現階段也只建議褪黑激素適用於短期調時差使用，不建議長期使用。

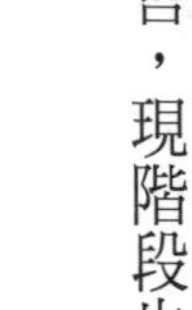

傳統中醫藥食療

傳統中醫藥裡有提到食療像是紅棗、百合、柏子仁、桂圓、蓮子、炒酸棗仁等，都有補中益氣、清心安神、養血安神、補脾固精等作用，助眠效果可能依體質而異，若想藉傳統食療來助眠，找專業中醫師提供建議尤佳。

後記——
讓我們一起追求睡眠力

整個社會人口結構趨向高齡化現象，是世界一致的發展趨勢，無論是已開發國家或開發中國家皆是如此。根據二〇一四年的統計，台灣人平均壽命七十九點八歲，男性七十六點七歲，女性八十三點二歲。

不管你是否年輕或年紀稍大，每天重複使用的組織器官每晚都必須接受適當的休息和修復，尤其是我們的中央處理器「腦」，若連續兩、三天沒有足夠的休息，很容易就會當機。因為睡眠的主要功能就是夜夜進行身體的修復和幫助腦重新充電的黃金時間，這就是為什麼幾乎所有腦退化相關疾病、和所有隨著年齡漸長的退化疾病，竟然都是睡眠問題惹的禍。

由於現代人每天離不開使用電子或電器產品，電磁波在我們的環境裡可說無所不在。夜晚光照的普及率和電腦藍光對眼睛的直接射入，非常容易影響原本規律的睡眠週期；深夜內容依然豐富的電視節目和夜生活的多元化，也影響我們的睡眠品質或延遲睡眠週期，大大地折損我們原本應該擁有的「睡眠力」。

忙碌的現代人，除了本身的工作壓力外，各種慾望需求也不斷地擴張，大多數人總覺得一天二十四小時不夠用，時間對很多人來說也變得越來越珍貴。但是時間再怎麼寶貴，也不應該犧牲黃金睡眠時間。想要活得精采、活得成功，「睡眠力」絕對扮演了不可或缺的關鍵性角色。

現代人平均壽命越來越長，更突顯了人生後段的健康越需要提早去維持，睡出「睡眠力」更是不可忽略。整體而言，在世界文明的發展趨勢下，一般人的睡眠力正嚴重地衰退當中，相對的，重要性也越來越高。

我撰寫這本書的主要目的，除了想要喚起大家對於睡眠的重視外，更希望大家能了解神祕的睡眠週期，進而避開常見的睡眠問題。若是你發現自己的健康出了問題，別忘了檢視自己的睡眠習慣，先從找回睡眠力著手改善。從今天開始，養成良好的睡眠習慣、營造優質的睡眠環境，並且吃對食物，將幫助你重新找回漸漸流失的「睡眠力」。

國家圖書館出版品預行編目資料

救命睡眠：睡眠醫學權威教你如何睡出健康的祕訣 / 李信達著.-- 初版.-- 臺北市：平安文化.
2014. 11 面；公分.
--（平安叢書；第0457種）（真健康；32）
ISBN 978-957-803-933-9（平裝）

1. 睡眠 2. 睡眠障礙症 3. 健康法

411.77 103020398

平安叢書第0457種
真健康 32

救命睡眠
睡眠醫學權威教你如何睡出健康的祕訣

作　者—李信達
發行人—平雲
出版發行—平安文化有限公司
台北市敦化北路120巷50號
電話◎02-2716-8888
郵撥帳號◎18420815號
皇冠出版社(香港)有限公司
香港上環文咸東街50號寶恒商業中心
23樓2301-3室
電話◎2529-1778　傳真◎2527-0904
責任主編—龔橞甄
責任編輯—張懿祥
美術設計—王瓊瑤
著作完成日期—2014年8月
初版一刷日期—2014年11月
初版三刷日期—2016年1月
法律顧問—王惠光律師

讀者服務傳真專線◎02-27150507
電腦編號◎524032
ISBN◎978-957-803-933-9
Printed in Taiwan
本書定價◎新台幣280元/港幣93元